心血管疾病预防与康复临床路径丛书

国家心血管病中心　冯　雪　总主编

营 养 管 理

李　响　闫　凤　主编

人民卫生出版社

图书在版编目（CIP）数据

营养管理/李响,闫凤主编.—北京:人民卫生出版社,2017
（心血管疾病预防与康复临床路径丛书）
ISBN 978-7-117-25643-8

Ⅰ.①营…　Ⅱ.①李…②闫…　Ⅲ.①心脏血管疾病-临床
营养　Ⅳ.①R540.5

中国版本图书馆 CIP 数据核字（2017）第 294995 号

| 人卫智网 | www.ipmph.com | 医学教育、学术、考试、健康，购书智慧智能综合服务平台 |
| 人卫官网 | www.pmph.com | 人卫官方资讯发布平台 |

营 养 管 理

主　　编：李　响　闫　凤
出版发行：人民卫生出版社（中继线 010-59780011）
地　　址：北京市朝阳区潘家园南里 19 号
邮　　编：100021
E-mail：pmph@pmph.com
购书热线：010-59787592　010-59787584　010-65264830
印　　刷：北京虎彩文化传播有限公司
经　　销：新华书店
开　　本：850×1168　1/32　印张：9.5
字　　数：238 千字
版　　次：2017 年 12 月第 1 版　2019 年 7 月第 1 版第 3 次印刷
标准书号：ISBN 978-7-117-25643-8/R·25644
定　　价：33.00 元
打击盗版举报电话：010-59787491　E-mail：WQ@pmph.com
（凡属印装质量问题请与本社市场营销中心联系退换）

心血管疾病预防与康复临床路径丛书
《营养管理》 编委会

主　编

李　响　国家心血管病中心·中国医学科学院阜外医院

闫　凤　第四军医大学西京医院

副主编

史文丽　中国康复研究中心北京博爱医院

刘燕萍　中国医学科学院医院北京协和医院

刘英华　中国人民解放军总医院

孙明晓　北京怡德医院

蒋　蕾　北京怡德医院

毛　威　浙江省中医院

编　委（以姓氏汉语拼音为序）

常翠青　北京大学第三医院

陈　伟　中国医学科学院医院北京协和医院

代玉洁　第四军医大学西京医院

党爱民　国家心血管病中心·中国医学科学院阜外医院

李冠臻　北京医院

李　云　北京小汤山医院

林东杰　福建医科大学附属第一医院/福建省高血压研究所

刘鹏举　中国医学科学院医院北京协和医院

毛凤星　首都医科大学北京儿童医院
孙　羽　国家心血管病中心·中国医学科学院阜外医院
徐　庆　中国人民解放军总医院
薛森海　第四军医大学西京医院
杨勤兵　北京清华长庚医院
杨子艳　北京医院
张献博　北京医院

参编人员

华　鑫　黄　园　贾　凯　金　超　康军仁　黎建琴
李百花　李海龙　李淑红　李振水　刘金英　柳　鹏
秋　香　孙丽娟　王　尊　魏雪娆　于淑清　赵　霞
赵长海

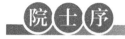

全面建设规范化的心血管预防及康复临床体系

据《中国心血管病报告 2016》，中国心脑血管疾病患病率处于持续上升阶段，2017 年推算目前我国患病人数约 2.9 亿，死亡率居于疾病谱首位。

心血管疾病预防与康复的临床体系建立成为降低患病率，病死率及急性心血管事件发生，患者病后生活质量改善的重要措施。但由于疾病治疗负担过重，缺乏可操作的规范科学的临床路径，医院和患者双方重视不够等诸多因素，使得中国的心血管临床诊疗路径长期缺失规范化的预防和康复部分。

根据 WHO 影响个人健康和寿命的描述，生活方式占60%的因素，其他依次是环境因素，生物学因素及医疗卫生因素。因此，从健康角度出发，积极采用非药物治疗（即以生活方式为主的治疗）作为主要的医学干预手段，用科学的方法管理生活中的运动、饮食、睡眠、心理、呼吸及烟草等方方面面，才能从源头上解决我国日益严重的心血管疾病负担。

该套丛书立足我国心血管疾病患者特点，第一次系统梳理了预防及康复临床路径中的各个方面，大量引用了国内外的循证证据，借鉴了祖国传统医学的有效手段，建立了一套临床可操作，可应用，有实效，可推广的心血管预防及康复临床路径。

　　丛书不仅可以为心血管预防与康复专业人才提供技术培训的教材，也可以为开展心脏康复的医疗机构提供实践指导。本套丛书的编写及推广将对大健康产业注入全新的医学科学的内容，更是对"健康中国2030发展纲要"中预防为主的思想的全面实践。

中国工程院院士　胡盛寿

院

士

序

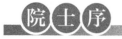

院士序

　　心血管疾病是威胁我国人口健康领域最严重的疾病之一，其死亡率位居我国人口总死亡结构数的前列，是对我国实施"健康中国"战略必须认真应对的一项严峻挑战。

　　心血管疾病的预防与康复策略以及各类有成效的措施，应该在我国范围内、在城乡不同层面，加以重视和采取合理与有效的措施，力图有效降低发病率、致残率及死亡率，提高人口的生存质量，并增加人口的期望寿命。这也是世界卫生组织历年来倡导的卫生保健战略目标，要求实现"人人享有卫生保健"。从公平、伦理、教育、性别观等多维度出发，倡导并加以落实。在心血管疾病预防与康复实践中，在医院内外、家庭及社区、以及自我参与等不同层次，维护和促进人民健康，实现回归家庭和重返社会的基本目标。

　　国家心脏中心、中国医学科学院阜外医院心脏康复学科冯雪主任，多年来从事心脏外科术后康复临床实践，积累了丰富的临床经验。近几年多次在全国范围内巡讲心脏康复的理念及实践经验、组织全国心脏康复学科领域的学术交流，在推动全国心脏血管疾病的预防及康复事业方面，作出了有实际成效的贡献。为了规范心血管疾病的预防和心脏康复流程，今又进一步组织全国具有实际经验的专家，合作编著《心血管疾病预防与康复临床路径丛书》，该书从心脏康复流程与路径包括运动康复方法及效果评估、呼吸锻炼、疼痛管理、心理管理、睡眠管理，营养管理、烟草干预与评估等等，作出了较细致的论述；对各类心血管疾病，包括介入后、心脏外科手术后患者的种种具体康复措施；以及中西医结合心脏康复的方药使用及传统运动模式及针灸等外治法的应用等等，本丛书均从多个层面，系统介绍上述预防及康复的相关理念、联系预防与康复临床路径，讲述具体方法，切合实际，对临床实践富有具体的指导或借鉴作用。

心脏血管疾病预防与康复技术层面知识的实施，需要与全程性健康教育，全程性干预，整体性和个体化干预相结合，要求医患合作参与并有自我决策理念的体现。JACC从上个世纪九十年代开始，迄今先后发表过多系列接受康复干预对心肌梗死及其PCI及Bypass处置后存活率的有益效果，一组老年患者601，099例的康复干预5年效果观察，认为可提高5年生存率21%~34%，很有启迪意义。希望接受预防或康复者能够具有我国唐代《千金方》著者孙思邈所倡导的"自慎"的文化感受性及可获得性的参与及体验。

祝贺《心血管疾病预防与康复临床路径丛书》的面世，为造福民生，降低我国心血管疾病的发病率和死亡率，作出应有的新的贡献。

中国科学院资深院士　陈可冀　谨识

2017 年盛暑於北京

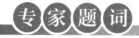

将心血管病预防和康复、康复治疗
融入心血管诊疗全过程，脚踏
实地做好心血管病防治工作。

高润霖

二〇一二年七月

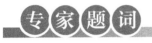

想健康，早预防，

智体充沛，国富民强。

王彦峰

2017年7月8日

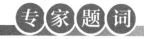

专家题词

努力实践，为全面推进心血管预防与康复奋斗！

胡大一 2017.7.8

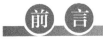

随着我国社会经济的发展，人们的生活方式发生了深刻的变化，尤其是人口老龄化及城镇化进程的加速，导致心血管疾病的发病人数持续增加，目前已成为我国重大的公共卫生问题。

在心血管病的医学治疗进展中，心脏康复的益处已经被大量研究所证实。心脏康复是通过多方面、多学科合作，采取综合干预手段，改变患者的不良生活方式，帮助患者培养并保持健康的行为，控制心血管疾病的各种危险因素，使患者生理、心理和社会功能恢复到最佳状态，降低心血管疾病的发病率和死亡率，延长患者寿命的同时提高患者的生存质量，最终使其回归家庭、回归社会。心脏康复贯穿于心脏疾病的起始、发展、发生、治疗和预后等各个阶段，康复的五大处方包括运动处方、营养处方、心理处方、戒烟处方和药物处方。

膳食营养是影响心血管疾病的主要环境因素之一，合理科学的膳食可降低心血管疾病风险。作为心脏康复的重要手段，医学营养治疗与药物治疗、手术治疗一样，发挥着重要作用。营养治疗技术的发展要求临床医师、康复医师、护师等医务人员要深入了解营养支持在疾病治疗和康复中不可替代的作用，这样可以使营养干预在解决患者的临床问题，促进康复，提高其生活质量方面变得更为有效。本书汇集了多位三级甲等医院营养专家们丰富的临床经验和学术专长，在参考大量文献的基础上经过了反复的论证和探讨。书中内容囊括了心瓣膜病、心肌病、心力衰竭、冠状动脉粥样硬化性心脏病支架植入术或搭桥术后、心脏移植术后、儿童先心病术后的营养代谢特点、营养素供给与疾病康复的关系、营养干预原则及方式、合并症（并发症）的营养管理、运动方案的实施、营养教育等内容，理论与实际紧密结合，有较高的实用性和可操作性。同时书中也介绍了营养学基础、营养筛查、评价等临床营养必备的技能以供非营养专业的医务人员学习。因此，本书既可以作为高等医学院校教材，也可作为临床医师、康复医师、营养师、护师和社区全科医生们的专业参考书使用。

　　本书在编写过程中受到诸多同行们的指导、支持和帮助，在此谨向他们表示衷心的感谢。另外，由于水平所限、时间紧迫，书中难免会有一些缺点和不足，欢迎大家提出宝贵的意见和建议。

国家心血管病中心　李　响
中国医学科学院阜外医院

2017 年 9 月

前
言

目 录

目
录

目

录

第一章

总　　论

第一节　心脏康复的概论

　　1964 年，心脏康复的定义由世界卫生组织（WHO）成立的心血管康复委员会提出，经过数十年发展，2007 年美国心肺康复协会/美国心脏协会（AACVPR/AHA）将心脏康复定义为综合的长期计划，其内容包括医疗评价、运动处方、纠正心血管疾病危险因素、教育、咨询及行为干预等。心脏康复是指应用多种协同的、有目的的干预措施，包括康复评估、运动训练、指导饮食、指导生活习惯、规律服药、定期监测各项指标和接受健康教育等，使患者改善生活质量，回归正常社会生活，并预防心血管事件的发生。其最终目的在于限制心血管疾病对患者的心理生理影响，控制心血管疾病的症状，稳定并逆转疾病的进程，提高患者的生活质量，促使其重返社会，减少猝死及再发急性心血管事件的风险。心脏康复是心脏病的一级预防、二级预防和三级预防的重要组成部分。

　　随着时代的发展和医学研究的进步，现代心脏康复的内涵已发生阶段性变化。1980 年代以前，心脏康复的核心以运动训练为主，其目的主要在于恢复及提高患者的功能能力，减少卧床并发症和长期体力活动不足导致的体能下降，减少残疾，促使患者重返工作和社会角色。1980 年代以后，随着流行病学、病理学和病理生理学的研究进展，冠心病的发病机制逐渐清晰，其发生和发展取决于多种危险因素，包括高低密度脂蛋白胆固醇血症、年龄、男性、吸烟、高血压、糖尿病、肥胖、体力活动缺乏等。之后大量的研究逐步证实和支持WHO提出的观点以及冠心病发病机制的研究进展，即心脏康复不仅仅是运动康复，还应包括减少危险因素、改变不健康饮食习惯、改善心理适应性以及戒烟，改善患者生活质量，至此综合心脏康复理念获得认可。早期心脏康复如今已逐渐演变为既包含康复（恢复和提高患者的功能能力），也包含预防（预防疾病再发和死亡）的双重含义的现代心脏康复。2004年美国心肺康复协会推出《心脏康复与二级预防指南（第4版）》，反映出心脏康复由单纯康复演变为康复与预防结合的过程。

2013年中国康复学会心血管病康复委员会颁布《冠心病康复/二级预防中国专家共识》，明确心脏康复的具体内容包括：①生活方式的改变：主要包括指导患者戒烟、合理饮食和科学的运动。②双心健康：注重患者心理健康的恢复以及睡眠管理。③循证用药：冠心病的康复必须建立在药物治疗的基础上，根据指南循证规范用药、提高药物治疗的依从性和有效性是心脏康复的重要组成部分。通过上述康复治疗，提高患者生活质量，使患者尽可能恢复到正常或者接近正常的生活质量水平，最终使患者回归家庭、回归社会。为了促进我国心脏康复工作的开展，中国康复医学会心血管病康复委员会根据心脏康复的内涵，提炼出五大康复处方概念，包括运动处方、营养处方、心理处方、戒烟处方和药物处方。

冠心病康复包括Ⅰ期康复（院内康复）、Ⅱ期康复（院外康复早期）和Ⅲ期康复（家庭康复）。各个康复分期的内容和目标相互交叉，互相融合。Ⅰ期康复主要包括病情评估、患者教育、早期活动和日常生活指导，目标是缩短住院时间，促进日常生活能力及运动能力的恢复，减少心理痛苦，减少再住院风险，避免卧床带来的不利影响，并为Ⅱ期康复做准备。Ⅱ期康复一般在出院后1~6个月进行，行经皮冠状动脉介入治疗或冠状动脉旁路移植术的患者常规于术后2~5周开始康复治疗。对于不稳定性心绞痛、心功能Ⅳ级、未控制的严重心律失常以及未控制的高血压患者应延缓启动时间。Ⅱ期心脏康复的主要内容包括患者危险评估、常规运动康复流程、纠正不良生活方式以及日常生活指导及工作指导。Ⅲ期康复是为发生主要心血管事件1年后的院外患者提供预防和康复服务，包括维持已形成的健康生活方式和运动习惯，继续运动康复和纠正危险因素，并协助恢复社会心理状态。

目前，心脏康复的益处已被大量研究所证实，且心脏康复适用于所有病情稳定的心血管疾病患者，如女性及老年患者，包括冠心病病情稳定者、急性心肌梗死及再灌注治疗、心力衰竭、心室辅助装置、外科手术患者等。对冠心病患者而言，心脏康复与控制心血管疾病危险因素、优化药物治疗方案有同等重要的作用，可有效抑制病情的进展，对于出院后患者的康复有积极意义；目前，急性ST段抬高型心肌梗死的标准治疗方案之一即为以有氧运动为核心的心脏康复项目，所有病情稳定的患者都推荐尽早行心脏康复训练，包括大面积心肌梗死患者。Kim等报道，急性心肌梗死患者发病10~14天后即进行心脏康复训练，与对照组相比，6个月的康复训练可使实验组患者的射血分数得到显著改善，这些患者早期进行心脏康复运动未出现明显不良影响，死亡率也无增加，尤其是大于80岁老年患者可获得显著效益；对于病情稳定的心衰患者，心脏康复是一种安全的非药物治疗措施，对降低发病率，提高生活质量有重要意义，第一个大规模临床试验HF-ACTION肯定了运动对心功能Ⅱ~Ⅳ级患者的有效性及安全性；对植入心室辅助装置后的患者而言，心脏康复的获益情况也逐步得以证实。植入ICD及CRT可有效预防运动时各种恶性心律失常的发生，并可增加运动耐力，因此，心室辅助装置植入可使患者更安全地进行康复运动训练。对于外科手术后的心脏疾病患者，心脏康复同样有益。Ghashghaei 等报道对 CABG 后的患者进行为时 2 个月的康复运动，结果显示相比于对照组，康复组患者在 6 分钟步行试验的距离、血压、心率及射血分数等方面均得到了显著改善。更为有意义的是 Bilinska 等对 120 位 CABG 术后患者进行 6 周有氧运动后，即使是短期运动，也显著改善患者血浆儿茶酚胺、内皮素及白介素等炎性指标。另外，有研究显示综合性、多学科的心脏康复计划可有效减少代谢综合征和糖尿病患者的死亡率和住院率。

心脏康复是通过多方面、多学科合作，采取综合干预手段，包括药物、运动、营养、心理和社会支持等，改变患者的不良生活方式，帮助患者培养并保持健康的行为，促进健康的生活方式，控制心血管疾病的各种危险因素，使患者生理、心理和社会功能恢复到最佳状态，延缓或逆转动脉粥样硬化进展，减少残疾并促使回归社会的同时，降低心血管疾病发病率和死亡率，延长患者寿命的同时提高患者的生存质量。心脏康复的具体实施与二级预防密切相连，因此，现代心脏康复既包含康复（恢复和提高患者功能能力），也包含预防（预防疾病再发和死亡）的双重含义。

第二节　心脏康复患者的营养问题

心脏康复的对象主要为心血管疾病患者及与心血管疾病相关疾病的患者，包含其疾病起始、发生、发展、治疗和预后等各个阶段。膳食营养是影响心血管病的主要环境因素之一，不平衡膳食会增加心血管病发生的风险，合理科学膳食可降低心血管疾病风险。心脏康复患者的营养问题主要包括营养过剩、营养不良、营养失衡等，涉及的营养因素包括总能量、脂肪

（饱和脂肪和胆固醇）、维生素和矿物质等。

一、膳食结构

膳食结构与心脑血管疾病的发生发展有着密切关系。膳食结构是指膳食中各类食物的数量及其在膳食中所占的比重。我国居民的膳食结构基本上属于以植物性食物为主、动物性食物为辅的发展中国家膳食模式，但从上世纪末开始有了明显变化，特别是在一些大城市和经济发达省份，动物性食物成倍增长，而主食粮食的消费量逐渐下降。随着动物性食品消费的提高，人民的营养状况虽有了较大的改善，但引发心脑血管疾病的危险因素亦随之增加，如我国大城市及郊区和富裕省份的农村膳食中脂肪的供能比已超过30%，日均胆固醇的摄入量已超过300mg。

二、能量摄入超标引起的超重和肥胖

超重与肥胖在现代工业化国家越来越常见，评估指标包括体重、体质指数和体脂率。体重是衡量人体发育和营养状况的基本指标，受性别、年龄、遗传、饮食、运动状况、生活条件及健康状况等因素的影响。身体质量指数（body mass index, BMI）是以体重和身高的相对关系来判断营养状况和肥胖程度的指标。BMI＝体重（kg）／身高^2（m^2），在我国，BMI大于28定义为肥胖。在一些大型心脏康复项目中，肥胖的患者高达50%～80%。体脂率是指人体内脂肪重量在人体总体重中所占的比例，又称体脂百分数，它反映人体内脂肪含量的多少，正常成年人的体脂率分别是男性15%～18%和女性25%～28%。体脂率应保持在正常范围。体脂率过高，体重超过正常值的20%以上就可视为肥胖。

三、脂肪酸摄入不合理

脂肪酸的不合理摄入，要同时考虑其量和质，尤其是其脂肪酸的构成影响甚大。每人每日膳食中脂肪供给的能量如超过一日总能量的 30%，冠心病的患病率和死亡率则明显增高。饱和脂肪酸的摄入量与冠心病的发病率和死亡率呈正相关。七国研究（Seven Countries Study）的早期研究结果对脂肪摄入是一种危险因素进行了讨论：摄入较多的反式脂肪酸及少量饱和脂肪酸可增加风险，而摄入较多非氢化多聚不饱和脂肪、单不饱和脂肪和橄榄油可降低风险。

四、胆固醇的摄入过多

除各种脂肪酸外，类脂中胆固醇的摄入与心血管疾病也有着密切关系。膳食胆固醇的摄入量与血脂呈正相关，因而增大了患动脉粥样硬化和冠心病的危险性。食高饱和脂肪酸和高胆固醇膳食血脂升高明显，以多不饱和脂肪酸代替饱和脂肪酸，则血脂升高不明显。一般情况往往是高饱和脂肪酸与高胆固醇同时存在，故应限制胆固醇的摄入量，每日不超过 300mg。

五、碳水化合物与心脏康复

根据高脂血症的成因不同，将高脂血症分为脂肪起因性高脂血症和糖起因性高脂血症，这两种高脂血症均可促进动脉粥样硬化。近几年来国外的许多大型多中心临床流行病学研究显示，冠心病患者多伴有糖代谢异常，且随着年龄和体重的增加而增加。急性心肌梗死时出现的高血糖大部分时候可能是持续性的，并可能由代谢紊乱引起。长期处于高血糖状态致使血管组织在分子水平发生了大量转变，糖基化终末产物增多，作用于相关细胞上的受体，引起氧化应激和促炎反应，并增强炎症因子氧化作用，减少 NO 生成和利用，从而导致血管舒张功能障碍。

六、盐的摄入

长期过量的钠盐摄入是国际公认的高血压发病主要危险因

素之一，进而影响心血管发病率和死亡率。世界健康组织（WHO）推荐的人均食盐摄入水平为每人每天食盐摄入量不超过 5g，中国居民膳食指南里提出的是 6 克，而我国居民每人每日食盐摄入量平均为 10.6 克，有 72.6% 的居民食盐的消费超过建议量。更令人担忧的是调查对象对盐与健康的基本知识知晓程度较低，六成人知道每日推荐食盐摄入量为 6 克，但对高盐高钠食物、控盐的方法上认知还相对较低，只有 17.7% 的调查对象经常或总是选择低盐的食物，超过 70% 的人外出就餐从不或偶尔要求少放盐。

七、同型半胱氨酸是心血管疾病新的危险因素

同型半胱氨酸是一种含硫氨基酸，为必需氨基酸蛋氨酸的分解产物。血浆同型半胱氨酸水平与血清叶酸、VB_6、VB_{12} 含量及其摄入量呈负相关。70% 的高同型半胱氨酸血症者血清叶酸和 B 族维生素水平较低。95% 的叶酸和 VB_{12} 缺乏症的人群有高同型半胱氨酸血症。血浆同型半胱氨酸升高导致心血管疾病的原因为：①促进血栓形成；②增强 LDL 致动脉硬化；③促进血管平滑肌细胞增生；④增加氧化应激和氧自由基水平。

第三节　心脏康复患者的营养解决方案

医学营养治疗（MNT）与药物治疗、手术治疗一样，在疾病的康复中发挥重要作用。MNT 涉及对患者全面的营养评估、准确的营养诊断、科学的营养干预以及系统的营养监测。MNT 现已成为心血管疾病一级、二级预防和康复的手段，通过 MNT 可以减少心血管疾病的危险因素、降低心血管疾病发生的风险。

一、评 估

包括营养问题和诊断，即通过膳食回顾法或食物频率问卷，了解、评估每日摄入的总能量、膳食所含的脂肪、饱和脂肪、钠盐和其他营养素摄入水平；饮食习惯和行为方式；身体活动水平和运动功能状态；以及体格测量和相应的生化指标。

二、制定个体化膳食营养处方

根据评估结果，针对膳食和行为习惯存在的问题，制定个体化膳食营养处方，总原则为：

1. 在平衡膳食基础上，控制总能量的摄入，尽量保持理想体重或使体重逐渐向理想体重靠拢。

2. 食物多样，谷类为主，粗细搭配。每天尽量保证 50~75g 杂粮。

3. 保证充足的优质蛋白质摄入。每天适量食用鱼、瘦肉、蛋清、低脂奶或脱脂奶。

4. 控制饱和脂肪酸和胆固醇的摄入。尽量减少食用肥肉、荤油、奶油、动物内脏，尽量不用椰子油和棕榈油。每日烹调油用量控制在 20~25g。

5. 控制反式脂肪酸的摄入。尽量少吃反复高温煎炸的食物、含有人造黄油的糕点、含有起酥油的饼干、咖啡伴侣、奶茶。

6. 保证摄入充足的单不饱和脂肪酸和多不饱和脂肪酸。在烹调油中尽量保证橄榄油、芥花油、茶籽油、亚麻籽油占有一定比例，每周食用 2 次鱼类，每次 150~200g。

7. 控制钠的摄入量，每天不超过 2.5g，相当于食盐不超过 6g，同时注意酱油、味精、榨菜、腐乳等含钠高的食物的摄入量。

8. 保证充足的膳食纤维摄入。每天摄入 25~30g 膳食纤维为宜，尽量从蔬菜、水果和全谷类食物中获取。

9. 保证充足的维生素、矿物质等微量营养素的摄入。每天应摄入新鲜蔬菜和水果，重点关注深颜色蔬菜水果、十字花科蔬菜以及豆类。

10. 如果由于身体原因，不能保证均衡膳食的摄入，可以在营养医师等专业人员的指导下适当选择医用食品作为补充。

三、膳食指导

根据营养处方和个人饮食习惯，制定食谱；健康膳食选择；指导行为改变，纠正不良饮食行为。

四、营养教育

对患者及其家庭成员的营养教育，使其关注自己的膳食目标，并知道如何完成它；了解常见食物中盐、脂类和水分的含量，各类食物营养价值，《中国居民膳食指南》，食品营养标签等。

五、注意事项

将行为改变模式与贯彻既定膳食方案结合起来。膳食指导和生活方式调整应根据个体的实际情况考虑可行性，针对不同危险因素进行排序，循序渐进，逐步改善（表1-1）。

对于不同疾病，其营养处方有各自的特点，如高血压病患者在总原则下，还应注意：①增加身体活动：每周5天，每天>30分钟中等强度有氧运动；②严格控制钠盐：推荐每天食盐用量控制在5g以下，并注意减少摄入酱油、味精、榨菜、腐乳等含钠高的食物；③适当增加钾摄入量：每天3.5~4.7g，尽量从自然食物如紫菜、香菇、土豆、毛豆、莲子、香蕉、橙子等蔬菜水果中摄取；④保证足量的钙和镁：推荐饮用牛奶，适量食用大豆、坚果；⑤限制饮酒。

表 1-1　心血管疾病营养治疗膳食要素目标摄入量

膳食要素	目标摄入量
脂肪总量	总能量的 15%～30%
饱和脂肪酸	<总能量的 10%
多不饱和脂肪酸	总能量的 6%～10%
n-6 脂肪酸	总能量的 5%～8%
n-3 脂肪酸	总能量的 1%～2%
反式脂肪酸	0 或<总能量的 1%
单不饱和脂肪酸[a]	总能量的 10%～20%
碳水化合物	总能量的 55%～70%
添加糖[b]	<总能量的 10%
蛋白质	总能量的 10%～15%
胆固醇	30mg/d
氯化钠（钠）	<6g/d（<2g/d）
蔬菜和水果	>400g/d
膳食纤维	25～30g/d（来自食物）
可溶性膳食纤维	>20g/d（来自食物）
身体活动	≥150min/周，中等强度运动

注：[a] 计算方法：脂肪总量−（饱和脂肪酸+多不饱和脂肪酸+反式脂肪酸）；[b] 指额外加入到食品中的单糖和双糖、蜂蜜、糖浆、果汁中的天然糖分

　　高脂血症、动脉粥样硬化和冠心病患者则更应注意适当减少碳水化合物的摄入，控制甜点、饮料及精制糖果的摄入；多吃深色蔬菜和水果，蔬果中富含的膳食纤维、维生素 C 有助于降低 TG、促进胆固醇的排泄；少量多餐，避免过饱，同时忌烟和浓茶；最好不饮酒，如饮酒应限量，并取得专业医师的同意。

对急性心肌梗死患者要了解其用药情况，包括利尿药、降压药及其血钠和血钾水平、肾功能及补液量，注意维持血液电解质平衡；进食种类及量遵循循序渐进原则，可以从清流质饮食向浓流质饮食、低盐低脂半流质饮食、低盐低脂软食、低盐低脂普食逐步过渡；避免过冷或过热的食物，浓茶和咖啡也不适宜；保证丰富膳食纤维的摄入，尤其是水果中的可溶性膳食纤维可以防止便秘，使大便通畅。

对于慢性心衰患者，营养处方中应保证优质蛋白质占到总蛋白的1/2~2/3；每日液体量为1000~1500ml，尽量选择高能量密度的食物；钠盐的摄入最好每日<3g；保证充足的无机盐和维生素，如钙、镁、维生素C、维生素B族等；注意电解质平衡；少食多餐，每天以进餐5~6次为宜；戒烟、戒酒。

六、心脏疾病相关营养基础

（一）基本概念

1. 营养素　是指食物中可给人体提供能量、机体构成成分和组织修复以及生理调节功能的化学成分。主要包括：蛋白质、脂类、碳水化合物、矿物质、维生素、水、其他生物活性物质。

营养素的分类：能量、宏量营养素（蛋白质、脂肪、碳水化合物）、微量营养素（矿物质、维生素）、其他膳食成分（水、其他生物活性物质）。

2. 营养　是指人体摄取、消化、吸收和利用食物中营养物质以满足机体生理需要的生物学过程。

3. 营养生理需要量　指能保持人体健康，达到应有的发育水平和能充分发挥效率地完成各项体力和脑力活动的人体所需要的能量和各种营养素的必需量。低于这个量将对健康产生不利影响。

4. 基本需要量　为预防临床可察知的功能损害所需的营

养素量，达到这种需要时机体能够正常生长和发育，但他们的组织内很少或没有此种营养素储备，故短期的膳食供给不足就可能造成缺乏。

5. 储备需要量 维持组织中储存一定水平该营养素的需要量，这种储存可以在必要时用来满足机体的基本需要以免造成可察知的功能损害。

6. 膳食营养素参考摄入量（dietary reference intakes，DRIs）指为满足人群健康个体基本营养所需的能量和特定营养素的摄入量，它是在美国的推荐膳食营养素供给量（RDAs）基础上发展起来的一组每日平均营养素摄入量的参考值。由 4 项指标组成：

（1）平均需要量（estimated average requirement，EAR）：是根据个体需要量的研究资料制定的，是根据某些指标判断可以满足某一特定性别、年龄及生理状况群体中 50% 个体需要量的摄入水平。这一摄入水平不能满足群体中另外 50% 个体对该营养素的需要。EAR 是制定 RNI 的基础。

（2）推荐摄入量（recommended nutrient intake，RNI）：是可以满足某一特定性别、年龄及生理状况群体中绝大多数（97%~98%）个体需要量的摄入水平。长期摄入 RNI 水平，可以满足身体对该营养素的需要，保持健康和维持组织中有适当的储备。RNI 的主要用途是作为个体每日摄入该营养素的目标值。

（3）适宜摄入量（adequate intake，AI）：是通过观察或实验获得的健康人群某种营养素的摄入量。在个体需要量的研究资料不足而不能计算 EAR，因而不能求得 RNI 时，可设定 AI 来代替 RNI。AI 的主要用途是作为个体营养素摄入量的目标。

（4）可耐受最高摄入量（tolerable upper intake level，UL）：是平均每日摄入营养素的最高限量。这个量对一般人群中的几乎所有个体不致于引起不利健康的作用。当摄入量超过UL进一步增加时，损害健康的危险性随之增大。UL并不是一个建议的摄入水平。主要用途是针对营养素强化食品和膳食补充剂的日渐发展，指导安全消费。

7. 蛋白质　蛋白质是生命的物质基础，一般情况下蛋白质并不作为能源物质，只有当碳水化合物的储备很低时，身体才开始动用蛋白质供能。在运动期间，当体内肝糖原和肌糖原耗竭时，肌蛋白就会开始分解，释放氨基酸入血，氨基酸被运送到肝脏，通过糖原异生途径转化成葡萄糖，再被释放到血液，以维持血糖水平，并向运动的肌肉提供葡萄糖。

（1）元素组成：蛋白质是由碳、氢、氧、氮组成的高分子化合物。多数蛋白质的含氮量约16%，因此，可通过测定食物样品的氮含量，再乘以6.25（蛋白质换算系数）得出样品中的蛋白质含量。

（2）功能：①构成人体成分：人体内蛋白质占体重的16~19%，约为干重的45%，参与构成人体的所有组织和器官。人体中每天约有3%的蛋白质被更新。②调节生理功能：蛋白质构成各类生命活性物质，如酶、激素、抗体、载体、多种介质等。③供给能量：1克食物蛋白质在体内被代谢分解，可释放出4kcal的能量。

（3）氨基酸和必需氨基酸：是组成蛋白质的基本单位，构成人体蛋白质的氨基酸有20种。必需氨基酸（essential amino acid，EAA）是人体不能合成或合成速度不能满足机体需要，必须从食物中直接获得的氨基酸，共9种：异亮氨酸、亮氨酸、赖氨酸、蛋氨酸、苯丙氨酸、苏氨酸、色氨酸、缬氨酸、组氨酸（婴儿）。其他9种氨基酸在人体可以自身合成满足需要，故称为非必需氨基酸（non-essential amino acid），包括丙氨酸、精氨酸、天门冬氨酸、天门冬酰胺、谷氨酸、谷氨酰胺、甘氨酸、脯氨酸、丝氨酸。

（4）氨基酸模式（amino acid pattern）是指某种蛋白质中各种必需氨基酸的构成比例。计算方法：以该种蛋白质中的色氨酸含量为1、分别计算出其他必需氨基酸的相应比值。当食物蛋白质的氨基酸模式越接近人体蛋白质的氨基酸模式时，必需氨基酸被机体利用的程度也越高，则食物蛋白质的营养价值越高。这样的蛋白质有鸡蛋、奶、肉、鱼等动物性蛋白质和大豆蛋白质，被称为优质蛋白质。其中氨基酸模式与人体蛋白质氨基酸模式最接近的某种蛋白质常被作为参考蛋白（reference protein），通常为鸡蛋蛋白质。

8. 脂类　是脂肪和类脂的总称。共同特点为难溶于水，易溶于有机溶剂。脂肪是体内最大的能源库，它是仅次于碳水化合物的主要供能物质，为人体运动提供了丰富的能量来源。一般体内储存的脂肪可供运动燃烧数小时，一个70公斤体重的人，脂肪含量为15%，其储存的脂肪含能量94500卡路里。由于大部分脂肪储存在脂肪组织中，并不能直接为肌肉提供燃料，肌肉要利用这些燃料，就必须先将其分解成脂肪酸，然后经循环系统再运输到肌肉，脂肪酸穿过肌细胞膜进入线粒体，在线粒体内，脂肪酸才被分解供能产生ATP，其整个供能过程较慢，因此在长时间中低强度运动时，脂肪是最重要的能源。脂肪可减少糖原消耗，提高运动耐力。

虽然脂肪可作为一种能量来源，但为了健康及提升运动能力，就必须保持合理的体脂含量，一般女性理想体脂15%~25%，男性体脂10%~16%。需要依据个体的体成分状况及减控体重要求，合理控制脂肪的摄入量。

（1）种类：脂肪（甘油三酯）（triglycerides）和类脂。类脂又分为磷脂（phospholipids）和固醇类（sterols）。

（2）功能

1）提供能量：1克食物脂肪在体内可产生37.7kJ（9kcal）的能量。

2）构成人体成分：中性脂肪占体重的10%~20%，构成体脂肪组织，其含量可因体力活动和营养状况而变化，被称为动脂。类脂占总脂量的1%~5%，构成细胞膜的基本成分，其含量稳定，不受机体活动和营养状况的影响，被称为定脂。

3）维持体温正常：皮下脂肪组织可隔热保温。

4）保护脏器作用：脂肪组织对脏器有支撑和衬垫作用，保护内部器官免受外力伤害。

5）内分泌作用：脂肪组织分泌瘦素、肿瘤坏死因子、白细胞介素等，参与机体的代谢、免疫、生长发育等生理过程。

6）提供必需脂肪酸：亚油酸、α-亚麻酸。

7）提供脂溶性维生素（A、D、E、K）。

8）胆固醇是体内许多重要活性物质的合成材料（胆汁、性激素、肾上腺素、维生素D等）。

9）增加饱腹感：脂肪进入十二指肠时，刺激产生肠胃抑素，使胃肠蠕动受到抑制。

10）改善食物感官性状：改变食物的色、香、味、形，促进食欲。

（3）脂肪酸和必需脂肪酸：脂肪酸分子是由1~30个碳原子的链烃和羧基（COOH）组成的脂族羧酸，是组成脂肪的基本单位；必需脂肪酸（essential fatty acid，EFA）指人体不可缺少而自身不能合成，必须由食物供给的脂肪酸，包括亚油酸（C18：2，n-6）和α-亚麻酸（C18：3，n-3）。

（4）膳食参考摄入量

1）成人摄入脂肪能量占总能量20%~30%；

2）必需脂肪酸能量占总热能3%；

3）S：M：P=1：1：1；

4）（n-6）：（n-3）=（4~6）：1,

5）胆固醇<300mg。

9. 碳水化合物　碳水化合物是由碳、氢、氧三种元素组成的一大类化合物，也称糖类。碳水化合物是能量的主要来源，在较长时间、中高强度的运动或比赛中，疲劳的出现往往是因为碳水化合物储备耗竭而导致的。碳水化合物在人体内的储备量非常有限，肌肉中储存的肌糖原大约为 300～500 克，肝糖原大约 100 克，血糖 10～25 克，体内碳水化合物所储存的能量大约为 2600 卡路里，约 80% 或 2000 卡路里可以被利用，这些能量可维持大约 2 小时中等强度的运动。

（1）分类：单糖：葡萄糖、果糖、半乳糖等；双糖：蔗糖、乳糖、麦芽糖等；寡糖：由 3～10 个单糖组成的多糖，棉籽糖、水苏糖等；多糖：由 10 个以上单糖组成的多糖，糖原、淀粉、膳食纤维。

（2）膳食纤维：是存在于食物中的各类纤维，不能被人体消化吸收。可分为：

1）不溶性纤维：纤维素、半纤维素、木质素。

2）可溶性纤维：果胶、树胶、黏胶。

（3）功能

1）储存、提供能量：1g 碳水化合物在体内氧化可提供 16.7kJ（4.0kcal）的能量。

2）机体的构成成分：糖脂、糖蛋白核糖。

3）节约蛋白质作用：充足的碳水化合物摄入，可节省体内蛋白质的消耗，增加氮储留。

4）抗生酮作用：碳水化合物可提供充足的草酰乙酸，同脂肪分解产生的乙酰基结合，进入三羧酸循环被彻底氧化。从而，避免了由于脂肪酸氧化不全而产生过量的酮体（乙酰乙酸、羟丁酸、丙酮）所导致的酮血症。

5）解毒作用：肝脏中的葡萄糖醛酸能结合某些外来化学物，将其排出体外。

6）提供膳食纤维：绝大部分膳食纤维不能被人体消化吸

收，却有重要的生理功能。

（4）膳食参考摄入量

1）碳水化合物适宜摄入量（AI）：碳水化合物应提供55%~65%的膳食总能量（2岁以下婴幼儿除外）。相当于每天摄入约300~400g碳水化合物，至少为275g。

2）膳食纤维的推荐摄入量（推算结果）：总膳食纤维25~35g。

10. 能量　能量不是营养素，但一切生物都需要能量来维持生命活动。

（1）能量单位

1）焦耳（joule，J）：1J相当于1牛顿的力使1kg的物质移动1m所消耗的能量。营养学上常使用千焦耳（kJ）。

2）卡（cal）：1cal是使1g纯水由15℃升到16℃所需要的能量。营养学上常使用千卡（kcal）。

3）单位换算：1kcal=4.184kJ

（2）能量来源：人体需要的能量主要来自于食物中的碳水化合物、脂肪和蛋白质。乙醇也可以产生能量。

（3）能量系数：是每克碳水化合物、脂肪、蛋白质在体内氧化产生的能量值。

1）碳水化合物　16.7kJ（4kcal）/g

2）脂肪　37.7kJ（9kcal）/g

3）蛋白质　16.7kJ（4kcal）/g

（4）推荐摄入量（RNI）

1）成年，轻活动，男性2400（kcal/d），女性2100（kcal/d）。

2）50岁起，年龄增长，能量摄入递减。

3）孕妇+200kcal/d；乳母+500kcal/d。

（5）计算方法：一天所需要的总能量（kcal）=体重（kg）×每kg体重所需要的能量（kcal/kg）（表1-2）

表 1-2　成人每日能量供给量表（kcal/kg）

体型	卧床	轻体力劳动	中体力劳动	重体力劳动
消瘦	20~25	35	40	40~45
正常	15~20	30	35	40
超重或肥胖	15	20~25	30	35

注：公式中体重选择：BMI 在正常范围内，采用实际体重；BMI 不在正常范围内，采用理想体重

我国目前计算成年人理想体重的方法常用以下两种：

计算方法 1　理想体重（kg）= 身高（厘米）−105　（适合于成年男性）

理想体重（kg）=［身高（厘米）−100］×0.85　（适合于成年女性）

理想体重（kg）= 身高（厘米）−100　（适合于身高不满 150 厘米者）

计算方法 2　理想体重（kg）=［身高（米）]^2×22.2（适合于成年男性）

理想体重(kg)=［身高(米)]^2×21.9　（适合于成年女性）

11. 维生素　维生素是一类调节人体生物功能、维持健康所必需的低分子有机化合物，是机体参与能量代谢的多种酶类的辅助因子。大多数维生素参与相关身体功能（表 1-3），B 族维生素（如维生素 B_1、B_2、B_3、B_6 泛酸和生物素）作为辅酶因子在糖酵解、三羧酸循环、氧化磷酸化、β-氧化（脂肪酸）和氨基酸降解中起到调控作用。血红素合成需要叶酸、维生素 B_{12}，维生素 C 是调节肉碱（脂肪酸从细胞液运输到线粒体所必需的载体）生物合成的酶。维生素 C、维生素 E 和 β-胡萝卜素具有很好的抗氧化作用，有助于清除能量转化过程中所产生的自由基。

表 1-3　维生素与相关身体功能

	能量代谢的辅助因子和激活因子	神经功能及肌肉收缩	血红蛋白合成	免疫功能	抗氧化功能	骨代谢
水溶性维生素						
VB_1	√	√				
VB_2	√	√	√			
VB_6	√	√	√	√		
叶酸		√	√			
VB_{12}		√	√			
烟酸	√	√				
泛酸	√					
生物素	√					
VC				√	√	√
脂溶性维生素						
VA				√	√	
VD						√
VE				√	√	

注"√"表示有文献支持

（二）营养治疗原则

1. 维持理想体重控制热量摄入；

2. 限制脂肪占热比 20%~25%，植物油的适当品种；

3. 限制胆固醇；

4. 糖类多用杂粮，占热比 60%~65%，膳食纤维；

5. 蛋白质热比 15%，一定比例的大豆蛋白；

6. 充分的维生素和矿物质。

（三）食物选择

1. 可用的食物粮谷类、豆类及其制品、蔬菜、水果、酸牛奶、脱脂奶、鸡蛋清、鱼、去皮鸡肉、小牛肉、野禽、瘦猪肉、菌类、大豆蛋白、木耳、坚果类、葱、姜、海带等。

2. 限制食物含肌间脂肪高的畜肉类，贝类。

3. 禁用食物含脂肪高的畜肉类、动物内脏、猪皮，猪蹄、鸡翅、全脂奶油、腊肠、高糖食品、刺激性食品等。

（四）心脏康复患者的营养管理的常见误区

1. 摄入脂肪会损害健康　摄入过多脂肪的确会增加人体发生肥胖的危险，尤其是过多饱和脂肪还会增加心血管疾病的风险，所以很多心脏康复患者每天的脂肪摄入很少或基本零摄入。但是，适量的脂肪摄入是机体所必需的。在日常饮食中，控制好脂肪的摄入量，脂肪的供能比小于总能量的 30%，同时拥有合理的脂肪酸比例非常关键。脂肪酸包括饱和脂肪酸、单不饱和脂肪酸和多不饱和脂肪酸。其中，单不饱和脂肪酸和多不饱和脂肪酸对降低胆固醇、维护心脏健康有益，可以适量进食。这两种脂肪酸多来源于植物油如橄榄油、葵花籽油、坚果、深海鱼油等。而过多的饱和脂肪酸和反式脂肪酸对心脏康复不利，应尽量少吃。饱和脂肪酸主要来自肥肉和动物油，反式脂肪酸多藏身于加工食品中。

表 1-4　膳食、营养因素与心血管疾病风险研究证据水平

证据	降低危险	没有相关	增加危险
令人信服	亚油酸 鱼和鱼油（EPA 和 DHA） 蔬菜和水果（包括浆果） 钾 适量酒精（对冠心病） 植物甾醇 规律的身体活动	维生素 E 补充剂	饱和脂肪酸（豆蔻酸和棕榈酸） 反式脂肪酸 高钠摄入 大量饮酒（对卒中） 超重和肥胖
很可能	α-亚麻酸 油酸 膳食纤维 全粒类谷物 无盐坚果 叶酸	硬脂酸	膳食胆固醇 未过滤的熟咖啡
可能	大豆制品 类黄酮		富含月桂酸的脂肪 β-胡萝卜素 补充剂 胎儿营养不良
证据不足	钙 镁 维生素 C 维生素 D		碳水化合物 铁

注：EPA：二十碳五烯酸；DHA：二十二碳六烯酸

2. 吃糖升高血糖、增加体重等　很多患者认为只要吃糖，就会升高血糖，对心脏康复有害，尤其是合并糖尿病的患者，甚至拒绝糖摄入，不吃或摄入极少的主食。这是因为患者对于糖的概念没有搞清楚。其实所谓的糖，在营养学上称为碳水化合物，它是人体必需的营养素，既包括了常见的水果糖、饮

料、甜点中所含的葡萄糖、果糖、蔗糖等简单糖类，也包括了米、面等主食中所含的多糖也就是淀粉。我们通常认为简单糖类过量摄入不利于健康。因此，平时以适量米、面等食物作为主要能量来源，限制简单糖类的摄入，就会降低高血糖和超重的风险。

3. 鸡蛋黄胆固醇高，不应该吃　鸡蛋黄中胆固醇含量高，因为胆固醇与心血管疾病密切相关，很多患者不敢吃鸡蛋黄。但是，胆固醇是人体必需的营养素之一，它是合成细胞膜、胆酸、维生素 D 的重要原料。并且鸡蛋黄还富含卵磷脂，对神经系统有益，而人体血液中的胆固醇，有 1/4 是经口摄入的，3/4 是肝脏合成的。2015 版《美国居民膳食指南》已经去除对胆固醇摄入限制，在我国新版的膳食指南和 DRIs 里，也已经去掉胆固醇的限值，但这并不代表鼓励大家无限制多吃，而是不要一次吃太多，更不要长年累月吃太多。而且大多数健康人天生就有维持血液胆固醇稳定的机制，这部分人群每天吃一个鸡蛋黄没有问题；大约 15% ~ 25% 的人对膳食胆固醇非常敏感，对于这部分人群以及患有高脂血症的人群还是应该限制胆固醇的摄入量，所以每天吃半个蛋黄或者隔天吃一个蛋黄即可。

4. 越贵的食物越好　这种说法并不正确。例如鸡蛋和鲍鱼都是富含优质蛋白的食物，从食物成分表中看，一枚鸡蛋和一只鲍鱼的蛋白质含量差不多，主要营养成分没有太大的区别，只是个别营养素的含量略有不同，但价格差异就太多了，一只鲍鱼的价钱可以买好几斤鸡蛋，所以并不是越贵的食物越好、提供的营养物质越多。

5. 食物有好坏之分　在日常生活中，人们经常说有些食物是垃圾食品，不能吃；而有的食物是营养食品，要多吃。其实这种说法并不正确。在营养学上，每一种食物都含有人体所需的营养素，只是由于加工方式或食物搭配不正确，导致某些食物提供的营养素不符合机体健康的要求而被称为垃圾食品。

其实我们只要将这些所谓的垃圾食品和其他食物进行合理搭配，弥补其营养缺陷，限量食用并没有问题。因此，应该说没有坏的食物，只有不合理的吃法。

6. 需要量多的营养就重要，需要量少的营养可以不管

人体需要 40 多种营养素，有的需要量多一些，叫宏量营养素，如蛋白质、脂肪、碳水化物等；有的需要量少一些，叫微量营养素，如维生素、矿物质等。每一种营养素都在人体内发挥着重要的不可替代的生理功能，并不是我们需要量多的就重要，量少的就不重要。因此，我们要平衡膳食、合理搭配，从而保证各种营养素的摄入。

（五）合理营养对心脏康复的益处

合理营养是指适合各种情况（年龄、性别、生理条件、劳动负荷、健康状态、疾病状态等）的食物、营养素的供给量和配比。合理营养可维持人体的正常生理功能，促进健康和生长发育，提高机体的劳动能力、抵抗力和免疫力，有利于某些疾病的预防和治疗。缺乏合理营养将产生机体功能障碍甚至发生营养缺乏病或营养过剩性疾病。

合理营养是一个综合性概念，它既要求通过膳食调配提供满足人体生理需要的能量和各种营养素，又要考虑合理的膳食制度和烹调方法，以利于各种营养素的消化、吸收与利用；此外，合理营养还应避免膳食构成比例失调、某些营养素摄入过多，以及在烹调过程中营养素的损失或有害物质的形成，因为这些都能影响身体健康。

合理营养的功能如下：

首先，合理营养可维持人体组织的正常结构构成。任何组织都是由营养素构成的，而合理营养可以提供人体组织所需的各种营养素，营养素是人体的物质基础，因此人体的生长发育、组织修复、疾病康复、延缓衰老等作用都与营养状况有关。

其次，合理营养可以维持机体正常的生理功能。人体在生命活动过程中不断从外界环境中摄取食物，从中获得人体必需的营养物质，保证机体新陈代谢的正常进行。其中包括蛋白质，脂类和碳水化合物。

合理营养可以维持心理健康。营养素不仅能构建神经系统的组织形态，而且直接影响各项神经功能的形成。

综上所述，合理营养是保障机体健康的重要因素，心脏作为人体最重要的器官之一，其健康状况与机体营养状态息息相关。因此，合理的营养对于维护心脏健康、预防、治疗心血管疾病及改善其预后、促进康复都会有很大的帮助。

参考文献

1. Thomas RJ, King M, Lui K, et al. AACVPR/ ACC/ AHA 2007 performance measures on cardiac rehabilitation for referral to and delivery of cardiac rehabilitation/secondary prevention services. Circulation, 2007, 116 (14)：1611-642.

2. Ewa Piotrowicz. Cardiac rehabilitation can be effective in all stable patients. Cardiol J, 2011, 18 (6)：607-609.

3. Tobin K J. Stable angina pectoris：What does the current clinical evidence tell us. J Am Osteopath Assoc, 2010, 110 (7)：364-370.

4. Hall C, Murphy M, Scanlon A. Cardiac rehabilitationin the acute care setting：Integrative review. Aust Crit Care. 2016 Sep 7. pii：S1036-7314 (16) 30041-8.

5. Steg PG, James SK, Atar D, et al. ESC guide lines for the management of acute myocardial infarction in patients presenting with ST segment elevation. Eur Heart J, 2012, 33 (20)：2569-619.

6. Kim C, Kim DY, Lee DW. The Impact of early regular cardiac rehabilitation program on myocardial function after acute myocardial infarction ［J］. Ann Rehabil Med, 2011, 35 (4)：535-540.

7. Mehta H, Sacrinty M, Johnson D, et al. Comparison of usefulness of secondary prevention of coronary diseasein patients <80 versus ≥80 years of

age. Am J Cardiol, 2013, 112 (8): 1099-103.

8. O'Connor CM, Whellan DJ, Lee KL, et al. Efficacy and safety of exercise training in patients with chronic heart failure: H-ACTION Randomized Controlled Trial. JAMA, 2009, 301 (14): 1439-450.

9. Haennel RG. Exercise rehabilitation for chronic heart failure patients with cardiac device implants. Cardiopulm Phys Ther J, 2012, 23 (3): 23-28.

10. Ghashghaei FE, Sadeghi M, Marandi SM, et al. Exercise-based cardiac rehabilitation improves hemodynamic responses after coronary artery bypass graft surgery. ARYA Atheroscler, 2012, 7 (4): 151-156.

11. Bilinska M, Kosydar-Piechna M, Gasiorowska A, et al. Influence of dynamic training on hemodynamic, neurohormonal responses to static exercise and on inflammatory markers in patients after coronary artery bypass grafting. Circ J, 2010, 74 (12): 2598-604.

12. Heinl RE1, Dhindsa DS1, Mahlof EN1, et al. Comprehensive Cardiovascular Risk Reduction and Cardiac Rehabilitation in Diabetes and the Metabolic Syndrome. Can J Cardiol. 2016 Oct; 32 (10S2): S349-S357.

附

1. 疾病三级预防的概念

第一级预防又称病因预防或初级预防，主要是针对致病因子（或危险因子）采取的措施，也是预防疾病的发生和消灭疾病的根本措施。

第二级预防又称"三早"预防，即早发现、早诊断、早治疗，它是发病期所进行的阻止病程进展、防止蔓延或减缓发展的主要措施。

第三级预防主要为对症治疗。防止病情恶化，减少疾病的不良作用，防止复发转移。预防并发症和伤残；对已丧失劳动力或残废者通过康复医疗，促进其身心方面早日康复，使其恢复劳动力，病而不残或残而不废，保存其创造经济价值和社会劳动价值的能力。

2. 心功能分级　目前主要采用美国纽约心脏病学会（NYHA）1928年提出的一项分级方案，主要是根据患者自觉的活动能力划分为四级。

Ⅰ级：病人患有心脏病但体力活动不受限制。平时一般活动不引起疲乏、心悸、呼吸困难、心绞痛等症状。

Ⅱ级（轻度心衰）：体力活动轻度受限。休息时无自觉症状，一般的活动可出现上述症状，休息后很快缓解。

Ⅲ级（中度心衰）：体力活动明显受限。休息时无症状，轻于平时一般的活动即引起上述症状，休息较长时间后方可缓解。

Ⅳ级（重度心衰）：不能从事任何体力活动。休息时亦有心衰的症状，体力活动后加重。

3. 营养过剩　能量是守恒的，如果机体摄入能量远超过机体消耗的能量，必定会造成能量储备，此现象就是营养过剩的表现。过多的能量往往是以脂肪的形式储存在我们的皮下组织、内脏器官的周围以及腹部网膜上。

4. 营养不良　营养不良由不适当或不足饮食所造成。通常指的是起因于摄入不足、吸收不良或过度损耗营养素所造成的营养不足，但也可能包含由于暴饮暴食或过度的摄入特定的营养素而造成的营养过剩。如果不能长期摄取由适当数量、种类或质量的营养素所构成的健康饮食，个体将营养不良。长期的营养不良可能导致饥饿死亡。常见的营养不良包括蛋白质能量营养不良（PEM）及微量养分营养不良。

5. 人体必需营养素

宏量营养素为人体需要量多，在膳食中所占的比重大。

常量元素是指在有机体内含量占体重0.01%以上的元素。这类元素在体内所占比例较大，有机体需要量较多。是构成有机体的必备元素。

微量元素在人体中存在量极少，通常指低于人体体重0.01%的矿物质。

必需的 营养素	宏量营养素	蛋白质、脂肪、碳水化合物
	常量元素	钙、磷、钾、钠、镁、硫、氯
	微量元素	铁、碘、锌、铜、锰、铬、硒、钼、钴、氟
	维生素	维生素 A、维生素 B_1、维生素 B_2、维生素 B_6、维生素 B_{12}、维生素 C、维生素 D、维生素 E、维生素 K、叶酸、生物素、泛酸、烟酸、胆碱
其他膳 食成分		膳食纤维、番茄红素、植物甾醇、原花青素、姜黄素、大豆异黄酮、叶黄素、花色苷、氨基葡萄糖等

* 来源于《中国居民膳食指南 2016》

维生素是维持机体生命活动过程所必需的一类微量的低分子有机化合物。维生素种类很多，化学结构各不相同，在生理上既不是构成各种组织的主要原料，也不是体内的能量来源，但它们却在机体物质和能量代谢过程中发挥重要作用。

6. 2016 版《中国居民膳食指南》一般人群膳食指南

《指南》针对 2 岁以上的所有健康人群提出 6 条核心推荐，分别为：食物多样，谷类为主；吃动平衡，健康体重；多吃蔬果、奶类、大豆；适量吃鱼、禽、蛋、瘦肉；少盐少油，控糖限酒；杜绝浪费，兴新食尚。

推荐条目

（1）食物多样，谷类为主

关键推荐：

1）每天的膳食应包括谷薯类、蔬菜水果类、畜禽鱼蛋奶类、大豆坚果类等食物。平均每天摄入 12 种以上食物，每周 25 种以上。

2）每天摄入谷薯类食物 250~400g，其中全谷物和杂豆类 50~150g，薯类 50~100g。食物多样、谷类为主是平衡膳食模式的重要特征。

（2）吃动平衡，健康体重

关键推荐：

1）各年龄段人群都应天天运动、保持健康体重。

2）食不过量，控制总能量摄入，保持能量平衡。

3）坚持日常身体活动，每周至少进行 5 天中等强度身体活动，累计 150 分钟以上；主动身体活动最好每天 6000 步。

4）减少久坐时间，每小时起来动一动。

（3）多吃蔬果、奶类、大豆

关键推荐：

1）蔬菜水果是平衡膳食的重要组成部分，奶类富含钙，大豆富含优质蛋白质。

2）餐餐有蔬菜，保证每天摄入 300～500g 蔬菜，深色蔬菜应占 1/2。

3）天天吃水果，保证每天摄入 200～350g 新鲜水果，果汁不能代替鲜果。

4）吃各种各样的奶制品，相当于每天液态奶 300g。

5）经常吃豆制品，适量吃坚果。

（4）适量吃鱼、禽、蛋、瘦肉

关键推荐：

1）鱼、禽、蛋和瘦肉摄入要适量。

2）每周吃鱼 280～525g，畜禽肉 280～525g，蛋类 280～350g，平均每天摄入总量 120～200g。

3）优先选择鱼和禽。

4）吃鸡蛋不弃蛋黄。

5）少吃肥肉、烟熏和腌制肉制品。

（5）少盐少油，控糖限酒

关键推荐：

1）培养清淡饮食习惯，少吃高盐和油炸食品。成人每天食盐不超过 6g, 每天烹调油 25~30g。

2）控制添加糖的摄入量，每天摄入不超过 50g，最好控制在 25g 以下。

3）每日反式脂肪酸摄入量不超过 2g。

4）足量饮水，成年人每天 7~8 杯（1500~1700ml），提倡饮用白开水和茶水；不喝或少喝含糖饮料。

5）儿童少年、孕妇、乳母不应饮酒。成人如饮酒，男性一天饮用酒的酒精量不超过 25g，女性不超过 15g。

（6）杜绝浪费，兴新食尚

关键推荐：

1）珍惜食物，按需备餐，提倡分餐不浪费。

2）选择新鲜卫生的食物和适宜的烹调方式。

3）食物制备生熟分开、熟食二次加热要热透。

4）学会阅读食品标签，合理选择食品。

5）多回家吃饭，享受食物和亲情。

6）传承优良文化，兴饮食文明新风。

冠状动脉粥样硬化性心脏病 支架植入术（PCI）或搭桥术 （CABG）后的营养管理

第一节　PCI 或 CABG 后患者的 营养代谢特点

冠状动脉粥样硬化性（AS）心脏病（ASCVD）是冠状动脉血管发生动脉粥样硬化病变而引起血管腔狭窄或阻塞，造成心肌缺血、缺氧或坏死而导致的心脏病，常常被称为"冠心病"。当患者接受冠状动脉粥样硬化性心脏病支架植入术或搭桥术后，机体会通过神经-内分泌调节机制发生一系列反应，此时交感神经系统兴奋，胰岛素分泌减少，肾上腺素、去甲肾上腺素、胰高血糖素、促肾上腺皮质激素、肾上腺皮质激素及抗利尿激素分泌均增加。同时，机体发生一系列代谢改变，其特征主要表现为以下方面：

一、静息能量消耗增高

在抗利尿激素及醛固酮的作用下，水钠潴留，以保存血容量。部分患者术后可有水、电解质及酸碱平衡失调。交感神经所致的高代谢状态，使机体的静息能量消耗（REE）增加。能量消耗增加幅度视患者术后的基础状况而有所不同，一般接受冠状动脉粥样硬化性心脏病支架植入术的患者术后 REE 可增加 10% 左右，接受搭桥术的患者术后 REE 增加 20%~30% 不等。

二、糖异生增加，蛋白质、脂肪分解增强

心脏支架植入术或搭桥术后患者碳水化合物代谢改变主要表现为：一方面是内源性葡萄糖异生作用明显增加，另一方面是组织、器官葡萄糖的氧化利用下降以及外周组织对胰岛素抵抗，从而造成高血糖。蛋白质分解增加、负氮平衡，其程度和持续时间与手术应激程度、术前营养状况、患者年龄及术后营养摄入有关，并在很大程度上受体内激素反应水平的制约。脂肪是心脏手术患者的重要能源，术后机体脂肪组织的脂肪分解增强，其分解产物作为糖异生作用的前体物质，从而减少蛋白质分解，保存机体蛋白质，对患者合成代谢有利。

三、能量摄入不足、储备减少

心脏支架植入术或搭桥术后患者由于手术麻醉与术后的卧床休养，导致肠胃蠕动差，存在应激性肠壁水肿，导致肠道营养吸收不良，总能量摄入偏低或不足。手术前后的低钠饮食还容易导致患者食欲减退，部分患者还会出现恶心、呕吐等胃肠道症状，使得术后总能量摄入不足，能量储备减低。

四、蛋白合成降低、瘦体组织减少

由于支架或搭桥患者手术前心功能下降，缺氧导致血管舒缩功能长期失调，组织氧供不足、水钠潴留致全身组织水肿，内脏及细胞内氨基酸利用率下降，蛋白质合成降低。同时患者由于手术前后心功能不全，体力活动及阻抗运动明显减少，导致机体瘦体组织萎缩减少，人体组成变化表现为大量的瘦组织群及脂肪群显著减少，细胞外液比例增加。

第二节　PCI 或 CABG 后患者的营养风险筛查评估及营养状态评价

冠状动脉粥样硬化性心脏病患者支架植入术或搭桥术体外循环后均有发生营养不良的风险，应予以正规的营养风险评估并给予营养状态评价。

一、PCI 或 CABG 后患者的营养风险评估

由于患者术后存在分解代谢增强、消耗增加、摄入减少等现象，营养不良风险较一般心脏病住院患者增高，所以对所有接受 PCI 及 CABG 手术的患者均应进行常规的营养风险筛查及监测评估，营养风险筛查可采用目前应用较为广泛的 NRS2002 或 NUTRIC 评分方法，营养风险筛查及评估建议从患者入院后即开始进行。

（一）NRS2002 营养风险筛查

2002 年欧洲肠内肠外营养学会（ESPEN）推出了新的营养评价工具—营养风险筛查 2002（NRS2002）。营养风险是结合疾病和创伤等应激状态对机体营养代谢的影响，或（和）在营养不良的状态下等因素所造成营养功能障碍的风险所共同定义的。NRS2002 能够动态地评估患者有无营养风险，其方法简单、易行、实用；从 4 方面问题来评定住院患者是否处于营养风险及程度如何，是否是营养支持的适应证以及预后如何。采用评分的方法对营养风险加以量度；对于总评分 ≥3 分的住院患者要求制定营养支持计划，最高分是 7 分；对评分暂时 <3 分者，暂不进行临床营养支持，但需定时（每周）再次进行 NRS2002 筛查（表 2-1）。

NRS-2002 营养风险筛查表

第一步：首次营养监测

表2-1　首次营养监测方法

	是	否
1. BMI<18.5		
2. 过去3个月有体重下降吗？		
3. 过去1周内有摄食减少吗？		
4. 患者有严重疾病吗？（如ICU治疗、大手术等）		

如果以上任一问题回答"是"，则直接进入第二步营养监测。

如果所有的问题回答"否"，应每周重复调查1次。比如患者计划接受胸部大手术治疗，可以进行预防性的营养支持计划，能够减少发生营养风险的概率。

第二步：最终筛查

NRS 2002总评分计算方法为（见表2-2）三项评分相加，即疾病严重程度评分+营养状态受损评分+年龄评分。NRS对于疾病严重程度的定义为：

1分：慢性疾病患者因出现并发症而住院治疗。患者虚弱但不需卧床。蛋白质需要量略有增加，可通过口服和补液来弥补。

2分：患者需要卧床，如胸部大手术后，蛋白质需要量相应增加，但大多数人仍可以通过人工营养得到恢复。

3分：患者在加强病房中靠机械通气支持，蛋白质需要量增加而且不能被人工营养支持所补充，但通过人工营养可以明显减少蛋白质分解和氮丢失（表2-2）。

应用：对于下列所有NRS评分≥3分的患者应设定营养支持计划。包括：1）严重营养状态受损（≥3分）；2）严重疾病（≥3分）；3）中度营养状态受损+轻度疾病（2分+1分）；4）轻度营养状态受损+中度疾病（1分+2分）。

表 2-2　NRS 2002 总评分计算方法

营养状态受损评分		
无	0 分	正常营养状态
轻度	1 分	3 个月内体重丢失>5%或食物摄入比正常需要量低 25%~50%
中度	2 分	一般情况差或 2 个月内体重丢失>5%，或食物摄入比正常需要量低 50%~75%
重度	3 分	BMI<18.5 且一般情况差，或 1 个月内体重丢失>5%（或 3 个月体重下降 15%），或者前 1 周食物摄入比正常需要量低 75%~100%
疾病严重程度评分		
无	0 分	正常营养需要量
轻度	1 分	需要量轻度提高：髋关节骨折，慢性疾病有急性并发症者（肝硬化*、COPD*、血液透析、糖尿病、一般肿瘤患者）
中度	2 分	需要量中度增加：腹部大手术*、脑卒中*、重度肺炎、血液恶性
重度	3 分	需要量明显增加：颅脑损伤*、骨髓移植、APACHE 评分>10 的 ICU 患者

年龄超过 70 岁者总分加 1，即年龄调整后总分值

总分≥3 分：患者处于营养风险，开始制定营养治疗计划
总分<3 分：每周复查营养风险筛查

*表示经过循证医学验证的疾病

（二）NUTRIC 营养风险评估

NUTRIC 营养风险评估方法则主要是针对手术后危重患者设计，包括以下急或慢性炎症反应和饥饿因素：①入院前 1 周摄食减少；②近 6 个月体重下降，BMI<20；③血浆白细胞介

素-6（IL-6）、降钙素原（PCT）及 C 反应蛋白（CRP）水平；④合并内科系统疾病，如糖尿病等。通过对心脏手术患者前瞻性研究显示，NUTRIC score 与机械通气时间、28 天病死率等预后指标相关。

二、PCI 或 CABG 后患者的营养状态评价

营养状态评价包括对基础疾病、营养状况、胃肠道功能、反流误吸风险的评估。

（一）基础疾病及营养状况评估

主要通过了解患者的病史，进行体格检查、人体测量和实验室监测等方法来进行，一般进行评估的时间为手术前 3 天及术后 1~2 周。其中需要对患者的前白蛋白、白蛋白、白细胞数、淋巴细胞总数、转铁蛋白、CRP、血清胆固醇等指标进行监测记录，另外需要测量患者的身高、体重、三头肌皮褶厚度和上臂肌围、上臂围等人体指标，通过以上各项指标全面了解患者营养状况。

此外对术后患者还可采用主观全面营养评估法（SGA）结合预后营养指数（PNI）进行营养评估与动态监测，老年患者可采用微型营养评定法（MNA）。

1. 主观全面营养评估法（SGA）　　SGA 是根据病史和体格检查进行的一种主观评估方法，特点是以详细的病史与临床检查为基础，省略人体测量和生化检查。其理论基础是：身体组成改变与进食改变、消化改变、消化吸收功能的改变、肌肉的消耗、身体功能及活动能力的改变等相关联。在重度营养不良时，SGA 与身体组成评定方法有较好的相关性（表 2-3）。

2. 预后营养指数（PNI）　　是对 4 种营养状况评价参数与外科手术患者预后的相关性进行了分析统计之后提出来的一种综合性营养评价方法。

表 2-3　营养状态的 SGA 评估内容和指标

指标	标准		
	正常	中度营养不良	重度营养不良
近六个月体重下降	<5%	5%~10%	>10%
膳食摄入	>90%需要量	70%~90%需要量	<70%需要量
消化道症状	无	间歇性	每天有,可超过达2周
体力情况	正常	下降	卧床
病变情况	静止	介于静止与活动间	急性期
皮下脂肪	正常	下降	显著下降
肌肉质块	正常	下降	显著下降
直立性水肿	无	轻微	明显
腹水	无	轻微	明显

PNI(%)= 158 - 16.6(ALB) - 0.78(TSF) - 0.20(TFN) - 5.80(DHST)

式中 ALB 为血清蛋白(单位:g%);TSF 为三头肌肌皮褶厚度(单位:mm);TFN 为血清转铁蛋白(单位:mg%);DHST 为迟发性超敏皮肤反应试验(直径>5mm 者,DHST=2;直径<5mm 者,DHST=1;无硬结反应者,DHST=0)。

评定标准:若 PNI<30%,表示发生术后并发症及死亡的可能性均很小;若 30%≤PNI<40%,表示存在轻度手术危险性;若 40%≤PNI<50%,表示存在中度手术危险性;若 PNI≥50%,表示发生术后并发症及死亡的可能性均较大。

3. 微型营养评定(MNA)　是一种简单、快捷,适用于评价患者(特别是老年人)营养状况的方法。MNA 评价内容包括：①人体测量；②整体评定；③膳食问题；④主观评定等。各项评分相加即得 MNA 总分。MNA 分级标准：各项评分相加，若≥24，表示营养状况良好；若 17≤MNA≤24，表示存在发生营养不良的危险；若 MNA<17，表示有确定的营养不良。

4. 血清前白蛋白（PA）及白蛋白（ALB）浓度评估　血清　前白蛋白（Prealbumin，PA）由肝细胞合成，其半衰期很短，仅约 1.9 天。因此，测定其在血浆中的浓度对于了解心脏术后患者蛋白质的营养不良比白蛋白和总蛋白具有更高的敏感性，正常值为 200～400mg/L。

血清白蛋白（ALB）是血清总蛋白的主要蛋白质成分，由肝脏合成。它在维持血液胶体渗透压、体内代谢物质运输、营养等方面均起着很重要的作用。营养良好：ALB>35g/L；轻中度营养不良：ALB 为 30～35g/L；重度营养不良：ALB<30g/L。

（二）胃肠道功能评估

目前主要通过临床症状评估 PCI 或 CABG 后患者的胃肠道功能，包括：

1. 呕吐　任何可见的胃肠内容物的反流的发生，无论呕吐物量的多少。

2. 胃潴留过多　单次胃内残留物回抽超过 200ml 定义为大量胃满留。如果单次残留超过 500ml 时，建议暂停胃内营养，考虑给予幽门后营养。但不提倡常规给予幽门后营养。

3. 腹泻　每日解三次以上稀水样便，并且量大于 200～250g/d（或超过 250ml/d）。

4. 胃肠道出血　指任何进入胃肠道内腔的出血，并经呕吐液、胃内容物或粪便等肉眼可见来证实。

5. 下消化道麻痹（麻痹性肠梗阻）　指肠蠕动功能受损，导致粪便不能排出体外。临床症状包括至少三天肛门停止排便，肠鸣音存在或消失，同时需排除机械性肠梗阻。

6. 异常肠鸣音　正常肠鸣音　3～5 次/分。建议听诊方法：腹部两个象限内听诊至少 1 分钟，并在随后较短时间内重复一次。1）肠蠕动消失（未闻及肠鸣音）；2）肠鸣音亢进。

7. 肠道扩张　当腹部 X 线平片或 CT 扫描显示结肠直径超过 6cm（盲肠超过 9cm）或小肠直径超过 3cm 即可诊断。

第三节　PCI 或 CABG 后患者的营养干预原则及方式

一、PCI 或 CABG 后患者的营养支持干预时机及方式选择

冠状动脉粥样硬化性心脏病患者支架植入术或搭桥术体外循环后营养支持应尽早开始，心脏手术患者术后，肠内营养支持应在血流动力学稳定后实施，对于有术后并发症而不能利用肠道的患者或一周内供给量不足需要量 60% 的患者，可选择肠外营养支持。

目前建议，如果无明显禁忌症肠内营养支持（EN）应在血流动力学稳定后 24 小时内实施，对于有术后并发症、血流动力学不稳定或不能利用肠道的患者，可选择肠外营养（PN）支持。

（一）临床上营养主要干预方法

1. 完全胃肠内营养　指经口摄入或经胃管（肠管）滴入饮食，可以提供必需的营养素，以满足患者代谢需要。此法补给营养接近生理状态，适用于多数心脏手术患者，术前或术后只要患者胃肠功能允许，应尽量采用。对于需要长时间管饲（>4 周）的患者，应考虑胃造、或肠造方式建立肠内营养通路，以避免长期放置鼻管。

2. 完全胃肠外营养　指完全从静脉供应患者所需的全部

营养，包括热量、碳水化合物、脂肪酸、氨基酸、维生素、电解质等，使患者在不经口进食的状况下仍然可以维持营养、创伤愈合。它与临床上的静脉输液有根本区别：静脉输液只能供应患者所需部分热量和电解质。适用于心脏 PCI 或 CABG 前后因经胃肠内营养不能满足机体需要，而需静脉营养支持者。临床上胃肠外营养支持方式可分两种类型：①氨基酸-高浓度葡萄糖-脂肪系统，必须经中心静脉导管输入。②氨基酸-中浓度葡萄糖-脂肪系统，可由中心静脉输入，也可由周围静脉输入。输注时需注意选用粗且直的血管，因为营养药物为高渗溶液，容易引起静脉炎，需密切观察。为安全起见，建议从中心静脉或经外周中心静脉置管处输入。

3. 胃肠内及胃肠外营养相结合 可以提供患者所需的全部营养要素，一部分从静脉输入，另一部分经口摄入或经鼻胃管输入。心脏手术患者围手术期营养支持多采用此法。当患者胃肠摄入不足时可从静脉补给。

（二）合理的营养支持时机

PCI 或 CABG 围手术期营养支持选择应根据患者具体情况考虑，包括营养状态、疾病状态以及手术情况等。可分为以下几类。

1. 术前 对存在较严重营养不良或高营养风险的患者，术前给予短时间（约 1 周）营养支持（特别是肠内营养），有助于纠正或改善患者的代谢与营养状态，提高对手术和麻醉的耐受能力，但对术后并发症的影响并不确定。需要掌握的原则是：不要为追求纠正营养不良和热量与蛋白质的正平衡而过久的延迟手术。

2. 术后低风险患者 对于营养风险低，基础营养状态正常以及疾病严重程度轻（例如，NRS-2002 ≤ 3 或者 NUTRIC 评分 ≤ 5）的患者，术后住院期间不需要特殊的营养干预治疗。

3. 术后危重患者 对于病情危重者，有效的复苏及组织灌注充分是开始任何形式营养支持的前提，美国肠内肠外营养学会与危重病学会颁布的营养指南对此的定义为：不需要 2 种以上的血管活性药物维持循环稳定，不需要血管活性药物联合大量液体或血液制品维持血压。我国重症血流动力学专家共识指出：血乳酸水平、中心静脉压、每搏输出量变异度三者是判断血流动力学是否稳定的主要指标，如果患者三项指标均在正常范围，则可考虑积极开展肠内营养支持，将静脉营养逐步过渡为肠内营养。

4. 术后高风险患者　对于营养高风险（NRS-2002>5 或者 NUTRIC 评分 ≥5）或者严重营养不良的患者应在监测再喂养综合征与耐受的情况下，尽早在 24 ~ 48 小时内达到预期量。在 48 ~ 72 小时内需要尽量到达目标热卡以及蛋白质量的 80% 以上，这样才能在入院一周内实现肠内营养的临床效益；多项临床研究及荟萃分析表明，肠内营养开始的时间是影响患者预后的重要因素，可以改善患者的预后，缩短住院时间，减少感染的发生率，甚至可以减少病死率。术后小肠动力恢复最快，数小时即开始，胃动力恢复约需 24 小时，结肠最慢需要 3 ~ 4 天，因此，只要解剖允许，早期肠内营养（24 ~ 48 小时）在临床上是可行的，如果患者术后无法保证自主摄入，建议于 24 ~ 48 小时内启动肠内营养。对于手术后预计 7 ~ 10 天肠内营养或口服饮食不能达到热量目标的患者，肠外营养仍然是目前指南推荐的选择。

二、PCI 或 CABG 后患者的营养支持干预原则

（一）合理的肠外营养干预原则

在营养补充上近年来更多的强调"合理性"或"理想性"，主要包含以下两方面因素。

1. 防止加重饥饿和营养供给不足，也要避免过度的喂养　前者需要认识对于不依赖营养支持的患者及时补充所需要的营养

素，避免导致和加重营养不良；后者更多的是强调应激早期能量代谢的特点，认识能量代谢的变化规律，避免早期不恰当的供给导致相关的并发症增加，如高血糖、感染等。同时也要认识特殊人群对能量的不同需要，如肥胖［<83.68kJ/(kg·d)］、高龄患者等，特别是早期肠外营养支持期间的能量供给。心脏手术后患者在能量消耗测定指导下的个体化热量补充日益受到关注，但由于医疗花费以及技术的要求而不能更普遍地使用，建议在可能的情况下，以及没有其他变量影响的情况下，尽量使用间接测热法估计热量的需求。如果无法测定间接热需，25~30kcal/［kg（理想体重）·d］是多数指南推荐的能量供给量。但应用中仍需要根据病情和个体特点给予调整，并监测代谢和器官功能保证治疗效果及安全性。碳水化合物和脂肪是非蛋白质热量的主要来源，按比例双能源供给［糖脂比为（70%~60%）:（30%~40%）］是合理的选择，以避免葡萄糖超负荷及必需脂肪酸缺乏，脂肪供给量一般为1.0~1.5g/(kg·d)［老年0.8~1.0g/(kg·d)］。

2. 理想营养支持的另一方面是充分的蛋白质供给　这点日益受到重视，研究显示当能量与蛋白质均接近目标时才可获得对预后有益的效果，PCI或CABG后患者应对蛋白的摄入量进行连续评估，1.2~1.5g/(kg·d)的蛋白质供给量是近年来的推荐目标，术后有严重并发症、腹泻和消化液额外丢失者，接受肾脏替代治疗及恢复期患者应适当增加［2g/(kg·d)或更高］，BMI为28~40的肥胖患者应达到2g/［kg（理想体重）d］。

（二）可经口摄食患者的膳食原则

术后饮食总原则

（1）食物多样化，粗细搭配，平衡膳食。具体可参见《中国居民膳食指南》2016；

（2）总能量摄入与身体活动要平衡，保持健康体重，体重指数（BMI）在18.5~23.9（kg/m^2）；

（3）低脂肪、低饱和脂肪膳食：膳食中脂肪提供的能量不超过总能量的 30%，其中饱和脂肪酸不超过总能量的 10%，尽量减少摄入肥肉、肉类食品和奶油，尽量不用椰子油和棕榈油。每日烹调油用量控制在 20~30g；

（4）尽可能的减少反式脂肪酸的摄入，控制在不超过 1% 总能量。少吃含有人造黄油的糕点、含有起酥油的饼干和油炸油煎食品；

（5）摄入充足的多不饱和脂肪酸（6%~10% 总能量），n-6/n-3 多不饱和脂肪酸比例适宜（5%~8%/1%~2%），即 n-6/n-3 比例达到 4~5∶1。适量使用植物油（25g/人/天），每周食用 1~2 次鱼类，相当于 200~500mg EPA 和 DHA。素食者可以通过摄入亚麻籽油和坚果获取亚麻酸。提倡从自然食物中摄取 n-3 脂肪酸，不主张盲目补充鱼油制剂；

（6）适量的单不饱和脂肪酸：占总能量的 10% 左右。适量选择富含油酸的橄榄油、茶油、米糠油等烹调用油；

（7）低胆固醇：膳食胆固醇摄入量不应超过 300mg/d。限制富含胆固醇的动物性食物，如动物内脏、蛋黄、鱼籽、鱿鱼、墨鱼等。富含胆固醇的食物同时也富含饱和脂肪，选择食物时应一并加以考虑；

（8）限盐：每天食盐不超过 6g，包括味精、防腐剂、酱菜、调味品中的食盐，提倡食用高钾低钠盐（肾功不全者慎用）；

（9）适当增加钾，使钾/钠＝1，即每天钾摄入量为 70~80mmol。每天摄入大量蔬菜水果获得钾盐；

（10）足量摄入膳食纤维，每天摄入 25~30g，从蔬菜水果和全谷类食物中获取；

（11）供给充足的维生素和矿物质

新鲜绿叶、根茎类蔬菜，富含维生素、矿物质和膳食纤维素，建议每天摄入量 400~500 克。水果能量低、含丰富维生素 C 和大量的果胶，建议每天摄入量 300~400 克；

维生素 C：维生素 C 可降低血胆固醇，因胆固醇代谢过程中需要维生素 C 的参与；

维生素 E：具有抗氧化作用，防止多不饱和脂肪酸氧化，增强心肌对应激的适应能力。维生素 E 还有抗凝血、增强免疫力、改善血管末梢循环，防止动脉粥样硬化，降低冠心病的发病率的作用；

叶酸、维生素 B_6：叶酸、维生素 B_6 有降低血中半胱氨酸的作用，亦有降低动脉粥样硬化的作用，进而预防急性死亡事件的发生；

钙：最新研究发现高钙具有降脂作用；

镁：镁对心血管系统有保护作用，能改善脂质代谢和凝血机制，防止动脉壁损伤；

钠：高血压发病率与钠盐摄入量正相关，应严格限制；

铬：缺乏可引起糖代谢和脂代谢紊乱；

锰：锰缺乏可也致糖代谢和脂代谢的紊乱；

锌：促进生长发育，改善味觉，增进食欲，增强对疾病的抵抗能力；

铜：是多种金属酶的组成成分，如血浆铜蓝蛋白、细胞色素 C 氧化酶、过氧化酶等，缺乏可出现相应物质代谢障碍。

（12）减少动物性食物的摄入量，增加优质蛋白摄入，推荐选择脱脂的乳制品。瘦肉富含蛋白质、锌和铁。在限制其他饱和脂肪酸的条件下，每天摄入瘦肉不超过 150g；鸡蛋的摄入量每周不超过 6 个。大豆含有丰富的优质蛋白、不饱和脂肪酸、钙及 B 族维生素，是我国居民膳食中优质蛋白质的重要来源。建议每天摄入 30~50 克大豆，分别约相当于 200 克豆腐、100 克豆腐干、30 克腐竹、700g 豆腐脑或 800 克豆浆。推荐食用海鱼、淡水鱼，每周至少摄入两次，每次 150~200 克。

（13）若患者术后正常饮食不能满足每日需要量，可在平衡膳食的基础上适量添加口服肠内营养补充（ONS）总能量需求。

各种营养素和膳食成分目标摄入量见表2-4。

表2-4　各种营养素和膳食成分目标摄入量表

膳食要素	目标摄入量（总能量的%）
脂肪总量	15~30
饱和脂肪酸	<10
多不饱和脂肪酸	6~10
n-6脂肪酸	5~8
n-3脂肪酸	1~2
反式脂肪酸	0 或<1
单不饱和脂肪酸	10~20 左右
碳水化合物	55~70
游离糖	<10
蛋白质	10~15
胆固醇	<300mg/d
氯化钠（钠）	<6g/d（<2g/d）
蔬菜和水果	>400g/d
膳食纤维	25~30g/d
可溶性膳食纤维	>20g/d

计算方法：脂肪总量=（饱和脂肪酸+多不饱和脂肪酸+反式脂肪酸）

第四节 PCI 或 CABG 后患者肠内
营养制剂及食物选择

一、肠内营养制剂选用原则

常见肠内营养制剂主要按氮源分为三大类：氨基酸型、短肽型（前两类也称为要素型，elemental type）、整蛋白型（也称为非要素型，non-elemental type）。上述三类又可各分为平衡型（Balanced）和疾病适用型。

建议心脏手术前后准备期及恢复期的患者首先选择短肽平衡型肠内营养（包括：乳剂、混悬液、粉剂）作为过渡，此类制剂所含蛋白质为蛋白水解物，在小肠中也有运输低聚肽的体系，低聚肽经小肠黏膜刷状缘的肽酶水解后进入血液，容易被机体利用。同时不含乳糖，避免了乳糖不耐受引起的腹泻和脂代谢障碍等一系列问题，几乎完全吸收，低渣，需少量消化液吸收，排粪便量少，可作为营养不足患者的手术前后喂养及肠道准备，能补充人体日常生理功能所需的能量及营养成分。

当患者胃肠功能逐步恢复后，可将短肽型肠内营养制剂逐步更换为整蛋白型制剂，建议选用平衡型普通整蛋白肠内营养。该型制剂进入胃肠道后可刺激消化腺体分泌消化液，帮助消化、吸收，在体内消化吸收过程同正常食物，可提供人体必需的营养物质和能量的需要。还有些制剂添加了膳食纤维以改善胃肠道功能，这一大类制剂适于手术后高分解代谢状态的患者。PCI 或 CABG 后患者建议选用低脂肪含量、低钠配方的整蛋白型肠内营养制剂。

二、PCI 或 CABG 术后患者的食物选择技巧

1. 对住院的 PCI 或 CABG 后患者，制订营养治疗方案前，

应了解患者用药情况，包括利尿药、降压药；血钠、血钾水平、肾功能、补液量及电解质种类、数量；了解患者饮食习惯等。根据病情和患者接受情况，征求主管医生意见，处方营养治疗方案，并通过随访适时修订。

2. 急性期 1~3 天一般每天低脂流质饮食。根据病情，控制液体量。可进食浓米汤、厚藕粉、枣泥汤、去油肉茸、鸡茸汤、薄面糊等食品，经口摄入能量以 500~800kcal 为宜。病情好转，可渐改为低脂半流质饮食，全日能量 1000~1500kcal，可食用鱼类、鸡蛋清、瘦肉末、切碎的嫩蔬菜及水果、面条、面片、馄饨、面包、米粉、粥等。禁止浓烈刺激性的食物（如辣椒、浓茶、咖啡等）。避免过冷过热食物；少食多餐，5~6 餐/天，以减轻心脏负担。病情稳定后，可进食清淡和易消化的食品，营养素组成比例可参考饮食总原则（表 2-5）。

表 2-5 可选用的半流质食物

类别	食品
主食	大米粥、小米粥、挂面、面条、面片、馄饨、面包、蛋糕
肉类	细嫩猪瘦肉、鸡鱼虾制成丸子、肉糕、鱼片、鱼羹
蛋类	蛋羹、烩蛋丁、蛋汤
乳类	奶酪、牛奶、酸牛奶、奶豆腐
豆类	豆浆、豆腐、豆腐脑
水果	水果汁
蔬菜	蔬菜

3. 限制脂类低脂肪、低胆固醇、高多不饱和脂肪酸饮食原则。病情稳定逐渐恢复活动后，饮食可逐渐增加或进软食。脂肪限制在 40g/d 以内，伴有肥胖者应控制能量和碳水化合物（表 2-6）。

表 2-6 不饱和脂肪酸含量较高的植物性食物一览表

（食物中不饱和脂肪酸的百分比）

食物名称	单不饱和脂肪酸含量（18C-1）	多不饱和脂肪酸含量（18C-2）	多不饱和脂肪酸含量（18C-3）
荞麦	46.9	14.6	0
玉米面	28.4	54	2.3
小米	13.7	28.7	21.1
籼米	39.4	31.7	1.4
小麦粉（标准粉）	22.1	42.5	2.3
蚕豆（去皮）	23.3	53.9	4.9
绿豆	12	40.7	14.3
豌豆	21.7	46.8	11.5
蘑菇（干）	3.9	69.7	1.2
香菇（干）	9.1	60.2	14.3
山楂（红果，干）	24.1	50.7	5.8
枣（干）	29.4	34.2	0.9
核桃	14.3	64	12.2
花生	38.4	37.7	0.9
葵花子（炒）	19.9	65.2	0.2
南瓜子（炒）	37.4	44.7	0.3
松子仁	37.7	34.7	11
西瓜子（炒）	11.6	67	0
菜籽油	20.2	16.3	8.4
茶油	78.8	10	1.1

食物名称	单不饱和脂肪酸含量（18C-1）	多不饱和脂肪酸含量（18C-2）	多不饱和脂肪酸含量（18C-3）
豆油	22.4	51.7	6.7
花生油	40.4	37.9	0.4
葵花籽油	19.1	63.2	4.5
棉籽油	25.2	44.3	0.4
玉米油	27.4	56.4	0.6
芝麻油	40.4	43.7	2.9

4. 注意维持血液钾、钠平衡　对合并有高血压或心衰者仍应注意限钠摄入。应用利尿剂，有大量电解质自尿中丢失时，则不宜限制过严。镁对缺血性心肌有良好的保护作用，膳食中应有一定的镁，建议成人镁的适宜摄入量为 300～450mg/d，主要从富含镁的食物如有色蔬菜、小米、面粉、肉、水产品、豆制品等中获取。

5. 对于治疗后需要服用华法林等抗凝药物的患者，应注意 VitK 与抗凝药的拮抗作用，保持每天 VitK 摄入量稳定。VitK 含量丰富的食物有绿色蔬菜、动物肝脏、鱼类、肉类、乳和乳制品、豆类、麦麸等。

6. 不提倡已经罹患心血管疾病的患者，尤其是 PCI 或 CABG 后患者饮酒、浓茶及咖啡等饮品。

7. 保持丰富膳食纤维的摄入，每日建议膳食纤维 25～35g，保持大便通畅，膳食纤维可使血浆胆固醇降低，应适量增加纤维素含量高的食物摄入，如豆类、木耳、银耳、魔芋等。排便时不可用力过猛等（表 2-7）。

表 2-7　饮食治疗中相关营养素含量较高食物一览表

营养素名称	含量较高的食物名称
多不饱和脂肪酸	玉米面、小米、蚕豆（去皮）、绿豆、豌豆、核桃、豆油、菜籽油、香菇（干）等
膳食纤维	蚕豆、魔芋、黄豆粉、豌豆、芸豆、木耳、银耳等
大豆制品蛋白质	豆浆、豆腐、豆腐皮等
维生素 C	柠檬汁、绿色植物、番茄等
维生素 E	谷类、植物油、所有绿叶蔬菜、肉、鱼、禽、蛋、乳、水果
叶酸（维生素 M）	带叶蔬菜，动物内脏含量丰富，但不宜食用
维生素 B_6	食物中含量丰富，不易缺乏
钙	奶及奶类制品、疏菜、豆类、小虾米皮
镁	小米、燕麦、大麦、豆类、小麦、肉类
钠	所有食物中均有，不易缺乏
铬	啤酒、面包、牛肉、肝、菌类、黑胡椒等
锰	麦麸、菠菜、茶叶、动物肝、肾、鱼
锌	鱼类、肉类、动物肝、肾
胆固醇	蛋黄、动物肝、肾等内脏，鱼籽，动物脑等

注：含多不饱和脂肪酸较高的食物是综合考虑到食物中所含不饱和脂肪酸含量较为均衡的原因。就某一单一不饱和脂肪酸来说，有的食物含量比较高

三、PCI 或 CABG 术后患者的食谱举例

（一）急性期低盐低脂流质饮食食谱

控制膳食中脂肪及食盐的摄入总量和饱和脂肪酸摄入量，脂肪占总能量的 20% 以下，脂肪总量控制在 30g 以下，其中饱和脂肪酸占总能量<10%，限制每日膳食中的含盐量在 1~6g，

所用食物皆需制成液体或进口即能溶化成液体。少量多餐，每日餐次 5~6 餐，若手术后限制入量，还应注意控制每餐进食量。食物可选择：脱脂牛奶、米汤、米糊、面汤、无油肉汤、蔬菜汁、果汁、杏仁茶、藕粉、菱角粉糊、葛根粉糊等（表 2-8）。

表 2-8　食谱表格格式

餐次	食物列举
第一次	牛奶加糖（牛奶 200ml，白糖 25g）
第二次	牛奶加糖（牛奶 200ml，白糖 25g）
第三次	蒸蛋羹（鸡蛋 50g，豆油 5g，盐 1g）
第四次	豆浆加糖（豆浆 250ml，白糖 25g）
第五次	米汤（大米 30g，香油 5g，盐 1g）
第六次	冲藕粉（藕粉 15g，白糖 25g）

（二）急性期低盐低脂半流质饮食食谱（表 2-9）

半流质膳食含水量较多，因此应增加餐次，以保证在减轻消化道负担的同时，满足患者能量及营养素的需求。通常每隔 2~3 小时一餐，每日 5~6 餐。主食定量，一般全天不超过 300g，注意品种多样化以增进食欲。

表 2-9　急性期低盐低脂半流质饮食食谱表

餐次	食物列举
早餐	大米粥（大米 75g），蒸鸡蛋 50g，面包 15g
加餐	低脂牛奶 200ml 饼干 10g
中餐	热汤面（挂面 100g，鸡脯肉 40g，碎小白菜叶 100g）
加餐	低脂牛奶 200ml 饼干 10g
晚餐	小米烂肉粥（小米 100g，猪瘦肉 60g，生菜叶 100g）
加餐	酸牛奶 250ml，饼干 10g

（三）恢复期低盐低脂高蛋白饮食食谱

全日供钠 2000mg 左右，每日烹调用盐不超过 6g 或酱油 30ml，根据具体病情确定每日膳食中的具体食盐量，脂肪 < 30g，选择合适的烹调方法，减少烹调用油。可选择蒸、煮、炖、煲、熬、烩、烘为调剂口味，可用糖醋烹炖调节低盐的口味。在能量供给充足的基础上，增加膳食中的蛋白质量，但以不超过总能量的 20% 为宜，每日总量在 90~120g，其中由蛋、奶、鱼、肉等提供的优质蛋白质占 1/2 至 2/3。对食欲良好的患者可在正餐中增加蛋、肉、奶等含优质蛋白质丰富的食物。对食欲差的患者可采用含 40%~90% 蛋白质的高蛋白配方制剂，如酪蛋白、乳清蛋白、大豆分离蛋白等制品，以增加其蛋白质的摄入量。

碳水化合物占总能量不低于 50%，才能保证蛋白质充分吸收利用，蛋白质不宜过高，>20% 时，吸收利用率是下降的。对于老年人、胃肠功能差和营养不良病程较长的患者，增加蛋白质要少量多次，循序渐进，并注意观察肾功能。选择畜肉类时应注意同时增加的脂肪量，以鱼虾禽类和大豆类为宜（表 2-10）。

表 2-10　食谱

餐次	食物列举
早餐	牛奶 200ml，鸡蛋 1 个，主食 100g（杂面馒头） 炒平菇（平菇 50g、油 4g、盐 1g），白菜豆腐（白菜 150g、豆腐 50g、油 4g、盐 0.5g）
中餐	米饭 125g 蒜黄鸡蛋（蒜黄 100g、鸡蛋 50g、油 4g、盐 1g），萝卜炒肉丝（萝卜 200g、猪肉丝 50g、油 4g、盐 1g）
晚餐	豆浆（400ml），主食 75g（白面馒头） 炒菜心（菜心 150g、油 4g、盐 1g），熘鱼片（鱼 80g、胡萝卜 50g、油 4g、盐 1g）

（四）平日一日饮食食谱及食物交换举例

食物交换份是将食物按其所含营养成分的比例分为 6 类，说明各类食物提供同等热卡 90 千卡（或 376 千焦）的重量，叫做 1 份食物交换份。也就是说每份各种食物都是提供 90 千卡热量，以便交换使用。PCI 或 CABG 后患者可合理利用食物交换原则进行每日各餐次的饮食安排（表 2-11—表 2-13）。

表 2-11　《PCI 或 CABG 患者每日食谱（建议）》
每日早餐食谱及可等量替换的食物

餐次	食谱食物名称	饭菜名称及制作方式	生食物重量（g）	可等量替换食品
早餐	牛奶	低脂牛奶	100	低脂羊奶、低脂奶粉等
	荞面馒头	馒头	50	燕麦面、玉米面、豆面等
	凉拌芹菜	凉菜	25	菠菜、荠菜、黄瓜、其他绿叶蔬菜
	植物油	豆油	5	菜籽油、玉米胚油、棉籽油、棕榈油、芝麻油、葵花籽油、花生油等
	红豆	红豆	5	绿豆、蚕豆、豌豆、黑小豆、云豆等
	小米	小米粥	20	玉米、大米、黑米等

表 2-12　每日午餐食谱及可等量替换食物

餐次	食谱食物名称	饭菜制作方式及名称	生食物重量（g）	可等量替换食品
午餐	米饭（粳米）	大米饭	150	面条、小麦面馒头、及其他米饭等
	鲢鱼	烧、蒸、煮	40	鲫鱼、鳝鱼、泥鳅、草鱼等

餐次	食谱食物名称	饭菜制作方式及名称	生食物重量（g）	可等量替换食品
午餐	芹菜	炒菜	80	荠菜及其他绿叶、根茎、瓜果类蔬菜
	木耳		10	银耳、香菇等
	菠菜	凉拌菜	100	其他绿叶类蔬菜
	香菇		5	平菇等
	西红柿	汤类	10	圣女果、黄瓜等
	豆腐		10	豆浆及其他豆制品
	小虾米皮		5	海带、紫菜、海蜇皮等
	小白菜		10	其他绿叶蔬菜
	植物油	豆油	10	菜籽油、葵花籽油、花生油等
	苹果		100	其他水果

表 2-13　每日晚餐食谱及可等量替换食物

餐次	食谱食物名称	饭菜制作方式及名称	生食物重量（g）	可等量替换食品
晚餐	小麦粉	混合面	25	豆馅包子、玉米面、燕麦面等
	荞麦粉	馒头	25	
	洋葱	炒菜	60	其他绿叶、根茎、瓜果类蔬菜
	鸡肉		30	瘦猪肉、牛肉等
	菠菜	凉拌菜	100	其他绿叶类蔬菜
	香菇		5	平菇等

第二章　冠状动脉粥样硬化性心脏病支架植入术（PCI）或搭桥术（CABG）后的营养管理

餐次	食谱食物名称	饭菜制作方式及名称	生食物重量（g）	可等量替换食品
晚餐	荠菜	汤类	10	其他绿叶菜
	海蜇皮		5	海虾、海带等
	紫菜		5	其他绿叶蔬菜
	豆腐		10	其他豆制品
	植物油	豆油	10	菜籽油、葵花籽油、花生油等
	苹果		50	其他水果

四、PCI 或 CABG 后患者的饮食宜忌

1. 宜食　饮食宜清淡，少食多餐，多食易消化的食物，要有足够的蔬菜和水果。肥胖患者应控制摄食量，以减轻心脏负担。宜食含维生素 E 丰富的食物，如麦胚油、玉米油、花生油、芝麻油及莴笋叶、奶类等。宜食含镁丰富的食物，如小米、大麦、豆类及肉类等食物。蛋白质摄入宜动物性、植物性蛋白质各半，或植物性蛋白可略多于动物性蛋白，并且要适当控制进食量。

2. 忌食　不宜食动物脂肪、含胆固醇较高的食物，如动物油、内脏（心、肝、肾）、脑髓、肥肉、卵黄及水产品中的螺、贝类、鱿鱼、乌贼鱼等。不食用含盐量较高的食物，不宜用兴奋神经系统和促发血管痉挛的食物，如浓茶、咖啡、烈性酒、强烈调味品（芥末、洋葱、大蒜、蘑菇等，饮食中应适当控制食盐量）。

PCI 或 CABG 后患者的饮食宜忌表参见表 2-14。

表 2-14　PCI 或 CABG 后患者的饮食宜忌表

食物类别	推荐的食物	忌吃或少吃的食物
谷类及其制品	大米、面粉、小米、玉米、高粱	各种黄油面包、饼干、糕点、油条、油饼等多油食品
肉、禽类	瘦猪、牛、羊肉、去皮禽肉	含钠盐罐头食品、香肠、咸肉、肉松、腊肉
水产类	新鲜淡水鱼（<120g/d）及海鱼	咸鱼、熏鱼
奶蛋类	鸡蛋或鸭蛋，每天 1 个，牛奶	咸蛋、皮蛋、乳酪等
豆类及制品	各种豆类、豆浆、豆腐	油炸臭豆腐、臭豆干
蔬菜类	各种新鲜蔬菜	咸菜、酱菜、榨菜等腌制菜
水果类	各种新鲜水果	葡萄干、含有钠盐的水果罐头或果汁、水果糖等
油脂类	植物油为主、动物油少量	奶油、人造奶油
饮料	淡茶	浓茶、浓咖啡、汽水、啤酒、浓肉汤等
调味品	醋、葱、姜、咖喱、胡椒等	味精、番茄酱、豆瓣酱等

第五节　PCI 或 CABG 后患者康复期整体营养干预方案的制定

一、指导患者改变膳食习惯和生活方式 "4A" 原则

1. 评价（assesssment）对患者日常膳食方式和食物摄入

频率进行评价；

2. 询问（ask）通过询问进一步了解患者的信念，对改变不良生活方式的障碍；

3. 劝告（advice）对患者进行指导，鼓励从小量开始，从成功中树立信心；

4. 随访（arrangement）为了加强依从性，要定期随访，巩固已获得的成果，并设定下一目标。

二、膳食营养处方制定步骤

1. 评估　包括营养问题和诊断，即通过膳食回顾法或食物频率问卷，了解、评估每日摄入的总能量、总脂肪、饱和脂肪、钠盐和其他营养素摄入水平；饮食习惯和行为方式；身体活动水平和运动功能状态；以及体格测量和适当的生化指标；

2. 制定个体化膳食营养处方　根据评估结果，针对膳食和行为习惯存在的问题，制定个体化膳食营养处方；

3. 膳食指导　根据营养处方和个人饮食习惯，制定食谱；健康膳食选择；指导行为改变，纠正不良饮食行为；

4. 营养教育　对患者及其家庭成员进行营养宣教，使其关注自己的膳食目标，并知道如何完成它；了解常见食物中盐、脂类和水分的含量，各类食物营养价值，《中国居民膳食指南》，食品营养标签等；

5. 注意事项　将行为改变模式与贯彻既定膳食方案结合起来。膳食指导和生活方式调整应根据个体的实际情况考虑可行性，针对不同危险因素进行排序，循序渐进，逐步改善。

第六节 PCI 或 CABG 后患者合并症 （并发症）的营养管理

一、PCI 或 CABG 后合并糖尿病的营养管理

糖尿病与冠心病的关系十分密切，糖代谢异常是人类发生冠心病重要的独立危险因素，一般认为，糖尿病患者发生冠心病的患病率比非糖尿病患者群高 2~4 倍。大庆 10 万人调查显示，糖尿病患者较正常对照人群心肌梗塞的患病率高 10 倍，冠心病的发病年龄提前，45 岁以下糖尿病患者死于心脏病变的比率较非糖尿病患者高 10~20 倍。

PCI 或 CABG 后合并糖尿病患者的营养管理主要应从以下方面进行具体实施：

1. 合理的能量摄入 这是糖尿病饮食调控的首要原则，以下各项原则都必须以此为前提。依据为病情、血糖、尿糖、年龄、性别、身高、体重、活动量大小及有无并发症；儿童、孕妇、乳母、营养不良及消瘦者，可增加 10%~20%。

2. 保证碳水化合物，免糖或低糖饮食控制高血糖 控制总摄入量的同时，对碳水化合物的摄入时间、每次摄入量以及碳水化合物的种类均要保持稳定性；占总能量的 50%~60% 为宜，甚至可以高达 65%，但不宜超过 70%；一般成年患者碳水化合物摄入量：200~350g/d；主食类食品以碳水化合物为主，避免单糖和双糖食物摄入。对 PCI 或 CABG 后合并糖尿病患者建议严格控制高血糖生成指数（GI）食物的摄入，适量选用粗粮、杂粮替代每日部分精细主食，避免食用甜味糕点、饮料、过甜的水果等易引起血糖波动的食物，达到稳定血糖的目的。

3. 低盐饮食控制高血压 与非糖尿患者群一样，要严格控

制糖尿病患者 PCI 或 CABG 后的高血压病，提倡低盐饮食，这有助于冠心病的防治，改善预后，建议每日食盐量不超过 6g（钠<2000mg）。原本有高血压的患者应在药物治疗的基础上严格限制每日钠的摄入量，避免腌制食物、酱菜等高钠饮食。

4. 低脂饮食控制高脂血症　对血糖控制不佳合并有高脂血症的 PCI 或 CABG 后患者，应首先严格控制血糖，部分患者在血糖下降后，血脂可下降。糖尿病合并冠心病患者对脂肪的日需要量为 0.6g/kg，占总能量较适合的比例为 20%～25%，其中饱和脂肪酸<10%；多不饱和脂肪酸<10%，单不饱和脂肪酸 10%～20%。烹调食用油及多种食品中所含的脂肪均应计算在内。动物性脂肪（在动物脂、乳、蛋类中）含饱和脂肪酸多（鱼油除外），熔点高，摄入过多可导致血清胆固醇增高而引起动脉硬化，应严格限制摄入。植物性脂肪（植物油）富含不饱和脂肪酸，在体内能与胆固醇结合成酯，可促进胆固醇的代谢，故植物性脂肪应占脂肪总摄入量的 40%以上。

不饱和脂肪酸又可分为单不饱和脂肪酸和多不饱和脂肪酸，必需脂肪酸是多不饱和脂肪酸，在人体内不能自身合成，必须由膳食供给。玉米、大豆之类的植物油是饮食中多不饱和脂肪酸的主要来源，由于多不饱和脂肪酸在体内代谢过程中容易氧化而可对机体产生不利影响，也需要限制摄入量，一般不超过总能量的 10%。而单不饱和脂肪酸则是较理想的脂肪来源，在菜籽油及橄榄油中含量丰富，应优先选用。此外还应限制胆固醇摄入量，一般应低于 300mg/d，相当于 1 个鸡蛋黄中胆固醇的含量，故而需严格限制高胆固醇食品如动物内脏、蛋黄等的摄入量。

5. 适量的蛋白质　供给与正常人接近，0.8～1.2g/kg·d，占总能量 10%～20%；负氮平衡时，增加蛋白质，成人：1.2～1.5g/kg·d，儿童、孕妇、乳母、营养不良：1.5～2.0g/kg·d，伴有肾功能不全时，应限制蛋白质，0.5～0.8g/kg·d；其中应有 1/3 以上为优质蛋白质。

6. 降低体重，纠正高胰岛素血症　对 PCI 或 CABG 后患者如果合并糖尿病肥胖症，首先要限制每日热量的摄入，积极采取低能量、低脂肪、低糖膳食，在患者心功能可承受的范围内适量增加阻抗运动及有氧运动，消耗过剩的能量，降低体重。对于体重控制不满意的糖尿病术后患者，可以联合双胍类药物治疗，提高体内胰岛素敏感性，减弱高胰岛素血症对冠心病的不利影响。

7. 其他营养元素　充足的维生素，水溶性维生素（VitB、VitC 等）易缺乏；可适当补充 VitA、β-胡萝卜素。丰富的膳食纤维 25~35g/d。保证饮水，限制饮酒。合理的餐次与营养分型治疗，根据饮食习惯、血糖尿糖升高、服用降糖药、注射胰岛素时间等进行选择。

二、PCI 或 CABG 后合并肾脏病的营养管理

（一）PCI 或 CABG 后患者若合并有肾脏病，医学营养治疗目的为：

1. 改善食欲，去除影响食欲的不良因素。

2. 根据病情需要调整饮食中某些营养素的摄入量。如急、慢性肾功能衰竭时，需限制蛋白质的摄入量，水、钠潴留时，需限制食盐的摄入量，高钾血症需限制钾的摄入量，低钾血症时则增加钾的摄入量。

3. 补充一种或数种特殊营养素或其前体。

4. 改善营养素的体内合成。

下面对某些营养素的摄入量问题分别加以说明。

1. 掌握膳食总能量和总蛋白质摄入量　根据病情和患者营养状况，设计膳食时首先应制订总能量和总蛋白质的摄入量。

能量与蛋白质在体内代谢过程中关系密切。若能量供给不足，摄入的蛋白质可能通过糖原异生途径转变生成能量以补充

其不足。同时体组织中的氨基酸也可被消耗，造成非蛋白氮代谢废物量增加，加重氮质血症。且组织蛋白的合成只有在足够能量供给时才能顺利进行。

蛋白质的代谢产物如尿素、尿酸、肌酐等含氮物质均从尿液中排出。肾脏滤过率明显下降时排泄功能产生障碍，使这些含氮毒物蓄积体内造成中毒。有时因蛋白质代谢不完全，则可能发生蛋白尿；蛋白尿多以白蛋白丢失为主，可使胶体渗透压下降，甚至引起水肿；由于蛋白尿中补体的丢失还可引起身体抵抗力降低。某些肾病患者可出现体内氨基酸代谢失调。如慢性肾功能衰竭必需氨基酸（EAA）水平下降，非必需氨基酸（NEAA）水平升高。因此蛋白质的种类选择也很重要。在限蛋白质范围内应设法提高 EAA 摄入量，降低 NEAA 摄入量，即在膳食中多采用高生物价蛋白质，以增加 EAA 含量，达到维持氮平衡，改善营养状况的目的。

2. 调节膳食中电解质和无机盐含量　当患者出现水肿、高血压或心力衰竭时，膳食中应限钠盐，防止水潴留和血容量增加而引起心脏负担加重。但当肾小管钠重吸收功能降低或合并严重腹泻、呕吐时，为了防止出现低钠血症，应及时补充钠盐。对于高磷血症患者，应限制饮食磷摄入。应用低蛋白饮食时，即可使磷得到限制。若患者血磷仍升高时，临床常给服用磷结合剂，主要为碳酸钙剂或氢氧化铝乳胶，使磷与之结合从肠道排出，以降低血磷水平。

肾病患者有时会出现高镁血症，可致肌无力或神志障碍甚至轻度昏迷，故临床应设法限制镁摄入。肾功能衰竭晚期患者可有出血倾向和贫血，故此类患者膳食应有含铁丰富的食物，必要时临床可应用红细胞生成素或输血进行治疗。

3. 无尿时，应限液体入量

液体控制计算公式如下：

总入量：不显性失水-内生水+前一日尿量；

不显性失水：经肺和皮肤丢失的水分（约 700~1000ml/d）；

内生水：体内代谢过程中产生的水分（约 300~400ml/d）；

显性失水：呕吐、腹泻或引流所失水量。

例如：某患者无显性失水症状，则每日液体入量约为 500ml（不显性失水-内生水）+前一日尿量。

若患者出现发烧，体温每升高 1℃ 时，不显性失水应增加 10%~15%。

4. 掌握膳食的成酸性及成碱性 此项与泌尿系统结石有关。适宜的尿液酸碱度有助于某些结石的治疗。有些食物代谢产物为酸性，也有些为碱性。多食成酸性食物尿液可呈酸性反应。多食成碱性食物尿液可呈碱性反应。食物中牛奶、蔬菜、水果类为成碱性食品。肉、鱼、蛋、谷类为成酸性食品。根据结石化学性质选择食品有助于结石治疗。

（二）PCI 或 CABG 后合并急慢性肾衰竭患者的营养支持

1. 急性肾衰各期的医学营养治疗

（1）少尿或无尿期：此期营养调整十分重要。部分患者初期临床常采用胃肠外营养（PN）以增加能量、蛋白质及必需脂肪酸的摄入。PN 可以促进组织修复，增强免疫功能，降低感染率，维持机体氮平衡。当可进食时，膳食供给应严格限制液体和蛋白质摄入。如患者无法进食，可每日随静脉滴入葡萄糖 100g，以减少酮症发生，减少组织蛋白的消耗，防止体重丢失过多。如患者不存在显性失水，全日入液量限制在前日尿量加 500~800ml。当患者病情有所好转，少量排尿可以进食时，每日限高生物价蛋白质 0.5~0.6g/kg（约 36~40g）。能量来源仍以糖类为主，宜低盐，每日约限钠 20~30mmol（460~690mg）/d。尽量减少钾盐入量，约限 30~50mmol（1173~1195mg）/d。钠、钾的限制量应根据患者血钠、血钾水平决定。

少尿期食谱举例（短期适用）：

蔗糖 50g、葡萄糖 50g 溶于 800ml 开水中，加少量酸梅精或鲜柠檬汁调味。全日分 8 次进食。自早 8 点～晚 10 点，每 2 小时进食 100ml。全日可供能量 400kcal（1.67MJ），入液量为 800ml。

少尿缓解期低蛋白、低钠、低钾膳食举例：如患者每日已排尿 400～500ml，除继续服上述配方外，再加三次主餐，举例如下：

早餐牛奶 150ml

甜面包 25g

午餐西红柿 50g

面片 50g

鸡蛋 1 个

晚餐牛奶 150ml

麦片粥 25g

全日能量 800kcal（3.35MJ），蛋白质 28g 左右，入液量 1200ml。应再口服或静脉输入必需氨基酸 10～13g，使蛋白总摄入量达 40g/d。

（2）多尿期：本期患者尿量逐渐增多，肾小管重吸收功能可逐渐恢复，体内钾、钠及氮代谢物等可随尿液排出体外。水分和电解质摄入量可相应放宽。进入多尿期 5～7 天后，氮质血症可逐渐减轻。每日蛋白质摄入量可增至 0.6～0.8g/kg。如蛋白质摄入量难以达到，则宜适当补充必需氨基酸或 α 酮酸制剂。液体摄入量应取决于前一日的尿量。多尿期应多吃富含钾盐的新鲜水果、蔬菜等，不需过分限钠。以后根据病情逐渐恢复到正常膳食。

食谱举例（普通半流质膳食）

早餐牛奶加糖

白米粥

加餐鲜橘汁

午餐西红柿挂面加蛋花

加餐苹果

晚餐小馄饨

（3）恢复期：应逐渐增加高生物价的蛋白质食品。每日自 0.6~0.8g/kg 逐渐增加到 1.0~1.2/kg。要经常观察肾功能恢复情况，随之调整膳食内容。肾功能正常以后，膳食中的蛋白质基本维持在 1.0~1.2g/（kg·d）为宜。能量供给应充足，多吃富含维生素的新鲜食品，应慎重防止病情转变成肾功能不全。

2. 透析前慢性肾功能衰竭的医学营养治疗　慢性肾功能衰竭患者的营养因素，不仅与患者的临床症状有关，而且与慢性肾功能衰竭病程进展有较密切的关系。因此，这些患者的营养治疗应达以下目的：①减少氮代谢产物生成，缓解临床症状；②保持或改善营养状况；③对透析前慢性肾功能衰竭患者来说，应具有延缓慢性肾功能衰竭进展的作用。慢性肾功能衰竭患者营养干预的核心是蛋白质和氨基酸摄入的控制，要按患者肾功能水平决定（表 2-15）。

表 2-15　慢性肾功能衰竭不同阶段蛋白质摄入的推荐量

	肌酐清除率（Ccr）（ml/min）	血清肌酐（Scr）（mg/dl）	蛋白质（g/d）	蛋白质[g/（kg·d）]
肾功能不全代偿期	80~50	1.6~2.0	50~70	0.8~1.0
肾功能不全失代偿	50~20	2.1~5.0	40~60	0.7~0.9
尿毒症前期	20~10	5.1~8.0	30~50	0.6~0.8
尿毒症期	<10	>8.0	30~40	0.6~0.7

三、PCI 或 CABG 后合并乳糜胸患者的营养支持

在正常情况下，除右上肢和头颈部外，全身的淋巴液均输

入胸导管，胸部外伤或者胸内手术如食管、主动脉、纵隔或心脏手术可能引起胸导管或其分支的损伤，使乳糜液外溢入胸膜腔形成乳糜胸。位于第6胸椎以下（或奇静脉水平以下）的胸导管损伤或梗阻，常引起右侧乳糜胸，而第5胸椎以上（主动脉弓以上）的胸导管损伤或梗阻常引起左侧乳糜胸。

乳糜胸含有比血浆更多的脂肪物质，丰富的淋巴细胞以及相当数量的蛋白质、糖、酶和电解质。一旦胸导管破裂，大量的乳糜液外渗入胸膜腔内，必然引起两个严重的后果：

其一，富有营养的乳糜液大量损失必然引起机体的严重脱水、电解质紊乱、营养障碍以及大量抗体和淋巴细胞的耗损，降低了机体的抵抗力；

其二，胸膜腔内大量乳糜液的积贮必然导致肺组织受压，纵隔向对侧移位以及回心血流的大静脉受到部分梗阻，血流不畅，进一步加剧了体循环血容量的不足和心肺功能衰竭。

渗入胸膜腔内乳糜液数量多寡不一，少则每日100~200ml，多则每日可达3000~4000ml，这主要决定于胸导管破口的大小、胸膜腔内的负压、静脉输液量及其速度与摄入食物的性质。

一般诊断无特殊困难，如胸腔引流液或胸腔穿刺液为乳白色混浊液体，且数量可观，每日可达500~1000ml，逐日胸腔引流量未见减少，应考虑乳糜胸的可能性。

术后并发乳糜胸的患者治疗可有保守及手术治疗两种方式：

（一）保守治疗

通过胸腔闭式肋间引流或反复胸腔穿刺，抽尽胸腔积液，促使肺组织扩张，消灭胸内残腔，有利于消除胸膜脏层与壁层粘连，以促进胸导管或其分支的破口早日愈合，并通过高蛋白高热量低脂肪饮食和肠外营养和输血补液以减少乳糜液的外溢而促使治愈。保守疗法一般适应于患者情况尚好，胸腔乳糜液每日在 300~500ml 之下。连续治疗 1 周左右，观察患者有无好转倾向。如果保守治疗失败则应采取手术治疗。

采取保守治疗的患者一般予以高蛋白高热量极低脂肪饮食，或者禁食配合肠外营养支持的方式进行营养干预，生长抑素+肠内中链脂肪酸饮食以及电视胸腔镜手术（VATS）是最新主张。

高蛋白高热量极低脂肪饮食一般采用软食或半流质饮食并配合口服 ONS，要求每日热量 50~60kcal/d·kg，蛋白质 2~3g/kg·d，脂肪供能比例不超过 10%，具体高蛋白低脂肪食物如下：

1. 肉类烤煮涮鸡肉、兔肉；

2. 去皮鱼类及其他海产品鲤鱼、鲟鱼、比目鱼、蛤肉、虾及虾仁；

3. 蔬菜芦笋、茄子、鲜扁豆、莴苣、豌豆；土豆、菠菜、南瓜、西红柿、卷心菜、花椰菜、黄瓜、绿辣椒、胡萝卜、白萝卜；

4. 水果所有的水果及果汁；

5. 乳制品脱脂牛奶（鲜奶或奶粉）；

6. 面包和谷物等大米、面包、通心粉、咸苏打饼干、玉米粉；

7. 大豆及豆制品（非油炸）。

口服营养补充制剂可选用脂肪供能比例较低的短肽类制剂及整蛋白制剂，并适量添加蛋白补充剂。若患者采用禁食联合肠外营养（PN）支持方案，脂肪乳剂采用中/长链（MCT/LCT）1~2g/kg；18 种复合氨基酸，氮量为 0.2g/(kg·d)。非蛋白质热量为 104.6~125.5kJ（25~30kcal）/(kg·d)，糖脂比为 2~4:1，热氮比约为 150~200:1，常规使用维生素、微量元素和电解质。PN 经外周静脉或中心静脉途径输注。

（二）手术治疗

通过手术方法结扎破裂的胸导管及其分支，胸导管具有丰富的侧支循环，因而胸导管结扎后不致引起淋巴管道回流的梗阻。为了获得良好的手术效果，术前准备极其重要。首先要纠正患者的营养不良状态和水与电解质紊乱，必要时可作淋巴管造影以了解胸导管破损的部位和范围，并采取相应的手术途径和方法。患者在当天手术前 2~3 小时，从留置胃管内注入高脂肪饮料，内加入美蓝有利于术中寻找胸导管及其分支的破损部位。在胸导管裂口上下端予以双重结扎或缝扎。如果术中不能发现胸导管破口，则可按胸导管解剖位置，在奇静脉下方切开纵隔胸膜，在膈肌上方胸椎体前食管后方主动脉左侧，显露胸导管并予以双重结扎。术后 2~4 周内给予低脂饮食。

低脂饮食可选用易消化的软食，如稠稀饭、面条、米饭，可吃用植物油炒的蔬菜，少量鸡蛋，豆制品及肉松等富含蛋白的食物，限制吃动物油脂类，并对主食总量进行控制，每日主食量不超过 300g。

低脂饮食食谱举例一：

早餐：脱脂牛奶 250ml，鸡蛋清 2 个，发糕 50g，鲜榨果汁 1 杯。

午餐：水滑鸡蓉菜花（鸡肉 25g，菜花 100g），香菇青菜（香菇 25g，青菜 150g），主食 50g。

晚餐：水滑鸡丝柿椒丝（鸡胸肉 50g，柿椒 150g），红烧冬瓜（冬瓜 200g），主食 50g。

全日用油：MCT 油 10g。全日用盐：钠盐 4~6g。

低脂饮食食谱举例二：

早餐：豆浆 250ml，煮鸡蛋（去黄）1 个，烤馒头片 1 两。

午餐：素包子 1~2 两，玉米粥 1 碗。

晚餐：鸡肉末烧豆腐（鸡胸肉 50g，豆腐 150g），海米大白菜（海米 10g，大白菜 150g）。主食 50g。

全日用油：MCT 油 15g。全日用盐：钠盐 4~6g。

备注：MCT 油是指富含中链甘油三酯的食用油。

参考文献

1. Kondrup J, Allison SP, Elia M, et al. ESPEN Guidelines for Nutrition Screening 2002 [J]. Clinical Nutrition, 2003, 22 (4): 415-421.

2. L. Kathleen Mahan Sylvia Escott-Stump. Krause's Ftjod & the Nutrition Care Process. 2011.

3. Dietary Guidelines Advisory Committee. Report of the Dietary Guidelines Advisory Committee on the Dietary Guidelines for Americans. 2010.

4. Mensink RP, Zock PL, Kester ADM, et al. Kffects of dietary fatty acids and carbohydrates on the ratio of serum total to HDL cholesterol and on serum lipids and apolipoproteins: a meta-analyvsis of 60 controlled trials. Am J Clin Nutr, 2003, 77: 1146-1155.

5. Berglund L, Lefevre M, Ginsberg HN, et al. Comparison of monounsaturaled fat with carbohydrates as a replacemenl for saturated fat in subjects with a high metabolic risk profile: studies in the fasting and postprandial slates. Am J Clin Nutr, 2007, 86: 1611-1620.

6. Wall R, Koss HP, Fitzgerald GF, et al. Fatty acids from fish: the anti-inflammatory potential of long-chain omega-3 fatty acids. Nutr Rev, 2010, 68: 280-289.

7. Smith JR, Allen J, Blair SN, et al. AHA/AC0 guidelines for secondary prevention for patients with coronary and other atherosclerotic vascular disease: 2006 update: endorsed by the National Heart Lung and Blood Institute. Circulation, 2006, 113: 2363-2372.

8. Marik PE, Varon J. Omega-3 dietary supplements and the risk of cardiovascular events: a systematic review. Clin Cardiol, 2009, 32: 365-72.

9. 心血管疾病一级预防中国专家共识第 12 届中国南方国际心血管病学术会议 2010 年.

10. 心血管疾病营养处方中国专家共识中国康复医学会心血管病专业委员会中国营养学会临床营养分会中华预防医学会慢性病预防与控制分会中国老年学学会心脑血管病专业委员会中华内科杂志，2014，53 (02): 151-158.

11. 顾景范. 心血管病糖尿病的医学营养治疗第六届全国中西医结合营养学术会议 2015 年.

12. 葛可佑. 中国营养科学全书. 北京：人民卫生出版社，2004，10.

13. 吴锡桂. 顾东风. 预防心脏病学. 济南：山东科学技术出版社，2001，4.

附

1. NUTRIC 评分量表（危重症营养风险评分）（无 IL-6 版）

参数	范围	评分值
年龄（岁）	<50	0
	50~75	1
	≥75	2
APACHE II 评分（分）	<15	0
	15~20	1
	20~28	2
	≥28	3
SOFA 评分（分）	<6	0
	6~10	1
	≥10	2
引发器官功能不全（个）	0~1	0
	2+	1
入住 ICU 前住院时间（天）	≤1	0
	1+	1

各项评分相加得到的总分为 Nutric 分值，0~4 分为低分，5~9 分为高分。

2. 微型营养评定法（Mini Nutritional Assessment，MNA）其评定内容包括人体测量、整体评价、膳食问卷和主观评定。四部分 MNA 测定法简单易行，可在 10 分钟内完成，且与人体组成评定方法及传统的人体营养评定方法有良好的相关性。详细的评定内容及计分方法为：

（1）人体测量

1）既往 3 个月内体重下降　0.0≥3kg；1.0＝不知道；2.0＝1~3kg；3.0＝无体重下降

2）BMI（kg/m²）　0.0≤19；1.0＝19≤BMI<21；2.0＝21≤BMI<23；3.0≥23

3）中臂围（Mid Arm Circumference，MAC）0.0≤21cm；0.5＝21cm≤MAC<22cm；1.0≥22cm

4）小腿围（Calf Circumference，CC）0.0≤31cm；1.0≥31cm

（2）整体情况

5）活动能力　0.0＝需卧床或长期坐着；1.0＝能下床但不能外出；2.0＝能独立外出

6）过去的 3 个月内有无重大心理变化或急性疾病？0.0＝有；1.0＝无

7）神经心理问题　0.0＝严重智力减退或抑郁；1.0＝轻度智力减退；2.0＝无问题

8）是否独立生活（无护理或不住院）？0.0＝否；1.0＝是

9）每日应用处方药是否超过三种？0.0＝是；1.0＝否

10）是否有褥疮或皮肤溃疡？0.0＝是；1.0＝否

（3）膳食问卷

11）既往 3 个月内是否由于食欲下降、消化问题、咀嚼或吞咽困难而摄食减少？0.0＝摄食量为零；1.0＝摄食量中等度下降；2.0＝摄食量正常

12）每日几顿正餐？0.0＝1 餐；1.0＝2 餐；2.0＝3 餐

13）蛋白质摄入情况每日至少一份奶制品？是/否每周二份以上坚果或蛋？是/否每日肉、鱼或家禽？是/否　0.0＝0 或 1 个"是"；0.5＝2 个"是"；1.0＝3 个"是"

14）每日二份以上水果或蔬菜？0.0＝是；1.0＝否

15）每日饮水量（水、果汁、咖啡、茶、奶等）0.0＝小于3杯；0.5＝3~5杯；1.0＝大于5杯

16）进食方法　0.0＝无法独立进食；1.0＝独立进食稍有困难；2.0＝完全独立进食

（4）主观评定

17）自我评定营养状况　0.0＝营养不良；1.0＝不能确定；2.0＝营养良好

18）与同龄人相比，你如何评价自己的健康状况？0.0＝不太好；0.5＝不知道；1.0＝较好；2.0＝好

评定分数：

上述18个条目中，0.0、0.5、1.0、2.0及3.0分别代表0、0.5、1、2及3分。将各项评分相加，总分为30分。若MNA≥24，表示营养状况良好；若17≤MNA<24，表示存在发生营养不良的危险；若MNA<17，表示确定有营养不良。

第三章

心瓣膜病的营养治疗

第一节　心脏瓣膜病的病因与病理生理特点

心脏瓣膜病是导致心衰和猝死的主要原因之一。按照发生情况大致排序，心脏瓣膜病包括主动脉瓣狭窄、二尖瓣狭窄、主动脉瓣狭窄合并二尖瓣狭窄、主动脉瓣反流、二尖瓣反流、二尖瓣狭窄合并主动脉瓣反流等，三尖瓣狭窄、肺动脉瓣狭窄或关闭不全等往往与其他瓣膜损伤合并出现。主动脉瓣狭窄和二尖瓣狭窄是近年心脏瓣膜功能不全需要接受外科手术治疗的主要病种。

心脏瓣膜病根据病因分为：1. 风湿性心脏瓣膜病；2. 退行性心脏瓣膜病又称老年钙化性心脏瓣膜病，主要特点为起病隐匿，病程进展缓慢，钙化程度及对血流动力学影响差别较大。随人类寿命延长，老年人中瓣膜退行性病变的发生率会显著升高，并将成为老年临床心脏病学中的一个突出问题；3. 先天性瓣膜发育畸形、外伤、感染等导致的心脏瓣膜病可以发生在任何年龄。

不同病因的心脏瓣膜病累及的人群特征不同，病程与治疗手段各异，故在营养管理中应加以区别。

心脏瓣膜：心脏是血液循环系统的枢纽和动力泵。成年男性的心脏重量约为 $284g\pm50g$，女性约 $258g\pm49g$，约相当于体重的 1/200。心壁由心内膜、心肌层和心外膜组成，心肌是心壁的主体和核心，心肌附着于由致密结缔组织组成的纤维支架上，纤维支架同时还提供心瓣膜的附着。心脏的各瓣膜均由心内膜向心腔内折叠形成，中间夹有一薄层致密结缔组织。心脏纤维支架是心脏瓣膜和心肌附着的支架，有心脏骨骼或心纤维骨骼之称，主要由大量胶原纤维和少量纤维软骨组织构成，是致密结缔组织。心脏瓣膜包括二尖瓣（左房-室）、三尖瓣（右房-室）、主动脉瓣、肺动脉瓣，及其附属瓣环结构。

一、风湿性心脏瓣膜病

风湿热是全球儿童和青少年后天获得性心脏病的最重要的原因。风湿热由 A 组 β 溶血性链球菌（GAS）感染咽喉部所致，潜伏期大约三周，是主要累及心脏、关节和中枢神经系统的炎症过程。在病理上表现为胶原纤维和结缔组织基质的破坏（纤维蛋白样降解），因此风湿热属于结缔组织疾病或胶原血管疾病。风湿热的主要危害是对患者的心脏瓣膜产生永久性损害，并造成严重血流动力学紊乱，导致心力衰竭或栓塞现象，使年轻人的发病率和死亡率明显增加。当前美国和日本的风湿热发病率为 0.6‰~0.7‰，而在一些发展中国家，如非洲、亚洲和南美，其发病率仍高达 15‰~21‰。

从急性风湿热到出现二尖瓣狭窄（风湿性心脏瓣膜病的主要类型），症状大约有 15~20 年的无症状期，一旦出现症状，从轻度病残（NYHA 心功能分级 Ⅱ 级）到重度病残（NYHA 心功能分级 Ⅲ~Ⅳ 级）大约需要 5~10 年。鉴于风湿性心脏瓣膜病的发病机制，其多发于 20~40 岁的青壮年，女性多于男性。既往多有关节或肌肉游走性酸痛，环形红斑，皮下结节，发热等风湿病史。也有约 1/3 患者没有风湿病史。初发风湿热的患者若没有得到充分治疗，其风湿活动可能持续存在，并逐渐导致瓣膜反流，二尖瓣最常见。早期心脏症状表现不明显，经多年后开始出现心悸、气促、咳嗽、咯血、胸痛、水肿、心力衰竭等典型症状。有报道，风湿性二尖瓣狭窄患者5年生存率，NYHA心功能分级Ⅲ级患者62%，NYHA心功能分级Ⅳ级患者为15%。

风湿性心脏瓣膜病也可致主动脉瓣狭窄，其主要病理特点是瓣膜联合部的融合伴瓣叶的纤维化和增厚，50~60岁时出现症状，常合并其他瓣膜病变，一般多为二尖瓣。

治疗风湿热最常用的方案是单剂肌注苄星青霉素G（benzathine），口服青霉素治疗是另一选择。首次发作风湿热之后，患者的再发危险性很高，将会再次加重心脏损害，需要继续应用抗生素预防。无症状GAS感染也可触发风湿热复发，而且即使是最佳的GAS治疗也不会有效地预防风湿热复发。患者一旦罹患风湿性心脏病，无论有无瓣膜受累，其复发的危险性均较高，需要持续预防用药直至成年，甚至有可能需终生预防。若心脏瓣膜受累，用药时间需至少坚持到最后一次风湿热发作后10年，或至少到40岁，那些未患风湿性心脏病的患者，需预防用药到21岁或最后一次发作后5年。

患者对肌注青霉素的顺从性较好，推荐剂量为每3~4周120万μg。口服药物推荐青霉素V，儿童和成人的剂量都是250mg每日两次。红霉素可以作为那些对青霉素过敏患者的替代预防药物，推荐剂量为250mg，每日两次。已植入人工瓣膜和/或有心房颤动，需接受华法林抗凝治疗的患者，必须选用口服药物进行预防。因为肌注青霉素会有形成血肿的危险，尤其是那些存在基础疾病、身体虚弱的患者。

风湿热是一种自身免疫性疾病，除抗生素治疗，活动期一般还需要接受抗炎药物治疗，一是阿司匹林，100mg/kg·d，分4~5次服用；二是强的松1~2mg/kg·d。抗炎治疗的时间长短应根据疾病的严重程度、是否存在心肌炎和患者对治疗的反应来决定。无或仅有轻度心肌炎的患者，可以用水杨酸盐治疗1个月或直到临床和试验室证据均表明炎症已消退为止。若患者病情较重，则需用类固醇药物治疗2~3个月，再逐渐减量直至停用。

综上，在营养管理过程中，值得关注的是以下两点：1、风湿活动可使瓣膜功能进行性下降，如不接受瓣膜手术减轻心脏负荷，终将导致心力衰竭。2、风湿性心脏瓣膜病患者需要接受长期的抗生素治疗，部分需要接受免疫抑制剂或抗炎药物治疗。

二、老年退行性心瓣膜病

随生活水平的提高、人均寿命的延长，老年退行性心瓣膜病越来越成为主要的心脏瓣膜病类型。高龄、高血压（主要是收缩压）、冠心病、糖尿病是其主要危险因素，而吸烟、高脂血症、动脉硬化、慢性缺氧、超重亦可成为本病的易患因素，其发病与老年代谢综合征密切相关。老年退行性心脏瓣膜病的发病率国内外报告不一致，一般认为在20%~25%左右，随年龄增高，发病率增高，90岁以上老年人几乎100%有瓣膜退行性病变。主动脉瓣钙化和退行性病变男性多于女性，而二尖瓣环钙化女性多于男性，可能由于男性罹患高血压和动脉粥样硬化多，而女性老年性骨质疏松症多见，游离自骨质的钙选择性沉积在二尖瓣环上，且风湿性二尖瓣狭窄较多。

长期机械性劳损、脂质浸润、钙磷代谢异常，引起局部转移性钙质沉着，均可造成瓣膜的老化和退行性病变。以钙盐沉积在瓣环及瓣膜为特征，瓣环及瓣膜最初为结缔组织增生，随后即有无定形的钙盐沉着，钙化可仅局限在瓣环处，而瓣膜本身可能无病变，由于瓣叶基底部钙化，心脏收缩时瓣环不能缩小，瓣叶活动受限，导致瓣膜关闭不全，但多不严重，若钙化累及瓣叶便可致瓣膜口狭窄。

老年退行性瓣膜病最易累及主动脉瓣，可致主动脉瓣狭窄，主动脉瓣关闭不全，继而造成左心室肥大、左心衰、肺淤血、冠状动脉灌注不足。发病机制有几种学说：①机械压力学说；②慢性炎症学说；③钙磷代谢异常学说；④非胶原蛋白调节异常学说。主动脉瓣狭窄自然病程的特点是潜伏期长，可在10~15年以上，进行性梗阻和心肌肥厚，大多数患者直至疾病的晚期方出现症状。然而，一旦出现心绞痛、晕厥或心力衰竭，用药物治疗的患者生存率不容乐观，大多数患者于出现症状后2~5年内死亡。主动脉瓣狭窄伴心绞痛或晕厥的患者平均生存率为2~3年，伴心力衰竭的患者生存率是1.5年，存在主动脉瓣纤维化的所有有症状患者的生存率进一步降低。

轻度无症状无需特殊治疗，中重度则需避免剧烈运动，预防感染性心内膜炎，出现心绞痛症状可适当给予硝酸酯类及钙拮抗剂治疗。无症状主动脉瓣狭窄患者预后良好，很少出现无先兆的死亡。近些年，主动脉瓣置换术有了很大的改良与进展，大大减少了有症状的主动脉瓣狭窄患者的死亡率。

退行性主动脉瓣病变亦是中年以上主动脉瓣关闭不全的主要病因。主动脉瓣关闭不全可由主动脉瓣叶或主动脉根部管壁的原发性病变或两者同时受累引起，会因左心室容量负荷过重导致左心衰和肺淤血。轻度返流者可多年无症状，随着代偿性心排出量增加和心脏收缩力增强，临床会出现心悸心前区不适，颈部和头部动脉强烈搏动感，失代偿后会出现劳累后气急、呼吸困难，甚至夜间阵发性呼吸困难等心衰症状。约50%的严重返流患者会发生心绞痛，是因为舒张期冠状动脉灌注量不足，造成心肌缺血。同时因左心室张力增加和心肌肥厚，长期处于容量超负荷状态，合并心肌耗氧量增加，加重心肌缺血。舒张期动脉内压力下降，导致一过性脑缺血，发生一过性黑矇或晕厥。往往需要手术治疗才能改善预后，保守治疗中应限制体力劳动强度，并长期应用 ACEI 或钙拮抗剂等血管扩张药。

综上，退行性心脏瓣膜病的营养管理的要点有：1、常发生于有基础疾病的中老年人群，应关注危险因素的预防；2、应重视围手术期及术后长期的营养管理。

三、其他原因所致的心脏瓣膜病

先天性二叶瓣伴继发性钙化也是主动脉瓣狭窄的病因之一。心内膜炎是指心壁内膜的炎症，最常累及心脏瓣膜。心内膜炎分感染性和非感染性。当心内膜炎的损害（赘生物）含有微生物时，则称为感染性心内膜炎，指致病微生物经血液循环直接侵袭心内膜，特别是心脏瓣膜引起的炎性病变。而非感染性心内膜炎是由于创伤、血管炎、循环中免疫复合物、局部血液涡流引起，部分非感染性心内膜炎可转变为感染性心内膜炎。感染性心内膜炎常常源于非细菌性血栓性心内膜炎（non-bacterial thrombotic endocarditis，NBTE）。非细菌性血栓性心内膜炎时形成的纤维蛋白-血小板血栓赘生物是感染性心内膜炎发病的重要前提条件，患者一旦出现菌血症或真菌血症，在血液中的病原微生物将会在此处附着，形成感染性心内膜炎。除非某种原因导致内膜面损伤，正常心脏一般不会发生非细菌性血栓性心内膜炎。心脏瓣膜的损伤引起非细菌性血栓性心内膜炎最常见，例如血液在通过存在疤痕或狭窄的瓣膜时产生高速涡流，引起心内膜内皮的损伤后，纤维蛋白和血小板粘附于内皮损伤的区域就形成了非细菌性血栓性心内膜炎。由上可知，在临床上感染性、非感染性心内膜炎或瓣膜疾病之间，是互为因果的。

值得重视的是，心内膜炎既可导致瓣膜并发症，包括瓣膜功能不全、瓣膜破坏或梗阻，或扩散至瓣膜邻近结构，形成瓣周脓肿，亦可能形成心外并发症——最常见者为栓塞现象，如冠状动脉栓塞或体循环栓塞，造成缺血梗死或出血；在脏器中形成脓肿或真菌性动脉瘤比较少见；其他还有免疫复合物所介导的疾病，如肾小球肾炎等。

临床上常因感染性心内膜炎、急性心肌梗死、外伤引起急性二尖瓣关闭不全，由于瓣叶组织的破坏、腱索或乳头肌的断裂造成急性发生的严重二尖瓣关闭不全，大量的反流血会使左心房与左心室容量负荷急剧增加，出现肺淤血、肺水肿甚至急性左心衰。

手术治疗从根本上影响了包括二尖瓣返流在内的心瓣膜病的整体医疗策略。以前，只有当二尖瓣反流的患者临床症状加重或出现了左心衰竭时，临床医生才考虑进行人工瓣膜置换，但这时部分患者的左室功能不全已无法逆转，还有可能出现一系列与人工瓣膜有关的并发症，如血栓栓塞、抗凝引起的出血、感染等。瓣膜修复或换瓣手术是二尖瓣反流主要的治疗手段，早期对瓣膜进行修复适合于所有的严重二尖瓣关闭不全的患者。

换瓣手术后应特别重视抗凝和血栓形成的问题，机械瓣膜有良好的耐用性，明显优于目前应用的组织型瓣膜，但易出现血栓形成和血栓栓塞等并发症。抗凝可防止血栓栓塞，但同时增加了患者的出血危险性，事实上，机械瓣膜置换术后，有75%的并发症与抗凝引起的出血和血栓形成有关。

第二节　心脏瓣膜病保守治疗阶段的营养管理

一、抗生素相关腹泻的处理

抗生素相关性腹泻（antibiotic associated diarrhea，AAD）是因用抗生素引起肠道菌群失调，有条件致病菌作用而引发的肠炎。引起 AAD 的因素有以下几方面：①难辨梭状芽孢杆菌感染是 AAD 公认的主要机制，其他病原体有产气荚膜梭菌、金黄色葡萄球菌、产酸克雷伯菌、抗药沙门菌以及念珠菌等；

②抗生素使肠道生理性细菌明显减少，使多糖发酵成短链脂肪酸减少，未经发酵的多糖不易被吸收，滞留于肠道而引起渗透性腹泻；③抗生素的直接作用可引起肠黏膜损害、肠上皮纤毛萎缩及细胞内酶的活性降低，或者与肠道内胆汁结合使脂肪吸收减少，从而导致吸收障碍性腹泻。几乎所有的抗生素均有可能引起 AAD，不同的人群、不同的抗生素其 AAD 的发病率不同，一般在 1.99% ~ 23.70% 之间。老年患者或接受较多医疗干预措施时，更易发生 AAD。

风湿热治疗和预防需要长期肌注苄星青霉素 G 或口服半合成青霉素 G 类药物（如阿莫西林），均属广谱抗生素，有引起 AAD 的风险。AAD 不仅影响肠道对营养物质的吸收（例如脂肪、脂溶性维生素），还会干扰正常菌群内源性合成营养物质（例如维生素 B 族或维生素 K），影响患者的营养状态，故应加以注意。

怀疑发生 AAD 时，应常规作厌氧菌培养，必要时在肠镜下进行黏膜活检并进行厌氧培养提高难辨梭状芽孢杆检出阳性率。诊断明确后，必要时停用广谱抗生素，采用肠道微生态制剂补充肠道原籍菌，如双歧三联活菌或蜡样芽胞杆菌活菌胶囊等，对肠道正常菌群的生长有促进作用。对微生态制剂效果不佳的患者，大多用小檗碱或联用制霉素有效，以恢复肠道微生态平衡。应采用营养支持对症治疗，以免脱水或电解质紊乱，甚至病情加重而死亡。对 AAD 恢复期的患者，必要时评估营养状态，根据评价结论进行必要的营养干预。

二、抗凝治疗的饮食配合

抗凝治疗按给药途径可分为口服抗凝药和静脉抗凝药，按作用方式可分为直接凝血酶抑制剂和间接凝血酶抑制剂。临床可选择的抗凝药物包括肝素（静脉给药）、香豆素类药物（华法林，口服抗凝药）、抗血小板凝集药物（如阿司匹林、潘生丁）以及新型口服抗凝药（达比加群脂、阿哌沙班、利伐沙班等）。

香豆素类是维生素 K 拮抗剂，在肝脏抑制维生素 K 由环氧化物向氢醌型转化，①食物中维生素 K 缺乏或应用广谱抗生素抑制肠道细菌，使体内维生素 K 含量降低，可使本类药物作用加强。②相反，食物中摄入维生素 K 则会降低药效。故在应用中，应经常监测 INR，需保持外源性维生素 K 的摄入水平相对稳定。

华法林主要通过干扰维生素 K 的代谢来抗凝，动物肝脏、菠菜、甘蓝、绿茶、大豆油等均含有丰富的维生素 K，它能削弱华法林的作用，使药效大打折扣，继而出现血液凝集的概率也会增加。而大蒜、生姜、茴香、洋葱、旱芹、银杏、木瓜、葡萄柚、芒果等食物大多含有水杨酸盐、香豆素等抗凝活性的物质，因此与华法林联用能增加出血风险。

曾有病例报道一位 54 岁的女性患者，患有风湿性心脏病 18 年，心脏瓣膜置换术后 3 年，术后一直服用华法林，定期检查凝血酶原时间（PT）及 INR，INR 稳定在 2.0~2.5 之间。一次复查发现 PT66.3s，INR5.5，已明显超过临床要求的抗凝范围。经询问患者得知两周前患者为加强营养，每日食用核桃仁 4 只至今。嘱患者停食核桃仁，普通饮食，华法林剂量不变，两周后复查，结果恢复至预期的抗凝范围。遂认定食用核桃仁确能增强华法林的药效。

华法林在体内与血清蛋白的结合率可高达 99%，而发挥抗凝作用的游离型只占 1%，对置换作用的影响特别敏感，因此凡能影响华法林与血清蛋白结合率的任何因素都可引起其药效的波动，饮食因素亦不能疏忽。

但饮食中完全禁忌摄入上述食物是没有必要的，更重要的是保持稳定的膳食结构，避免一次大量摄入这些干扰药效的食物，尽量维持每天摄入量不变。

此外，一些中草药也会对华法林的药效产生影响。如丹参、当归、红花等可增强华法林的抗凝作用。而西洋参、人参、枸杞等可减弱华法林的抗凝作用。因此，务必在医生指导下进行相关中药的补充，勿擅自服用。同时，烟酒等也会影响华法林的效用，常会使出血风险增高，故而对于华法林的服用者，戒烟戒酒，保持良好生活方式也十分重要。

在华法林服用过程中应严密观察病情，注意监测凝血功能，使国际标准化比值（INR）尽量维持在 INR 2~3 的水平。这主要是因为华法林的疗效个体差异性大，受年龄、药物相互作用、日常饮食、自身疾病状况等多方面的影响，每个人适宜的剂量都不尽相同。当生活饮食习惯发生改变或增减药物时，都应增加监测凝血功能的次数，及时调整华法林的给药剂量或是调整生活习惯，以避免不必要的出血或血栓形成，达到令人满意的抗凝效果。

新型口服抗凝药是直接凝血酶抑制剂，应用中不受凝血酶影响，避免了药物与食物之间的相互影响，不需监测 PT或 INR。

三、核心营养治疗原则

（一）能量适度的均衡饮食，终生进行体重管理

无论是否已有心脏功能受累的临床表现，心脏瓣膜病患者均应控制体重在适宜范围，以免增加心脏工作负荷，或加剧糖、脂代谢的异常，危害心脏。

一般用体质指数（Body Mass Index，BMI）来评估不同身高者体重水平是否适宜（国人 BMI 正常范围 $18.5~24kg/m^2$）。体重的构成为脂肪组织和去脂组织（瘦体组织）。成年人，处于水电解质平衡状态下，体重变化主要是由脂肪组织的变化带来的。除特殊职业者（运动员、军人、艺人），常人中，往往体重超标者，体脂也过多。脂肪组织含量的多少，反映机体能

量营养状态。成年男性体脂的适宜比例为 10%~20%，女性为 20%~30%。在体重水平适宜者，也可能存在体脂比例过高和脂肪分布异常的情况，这一般意味着合并有去脂组织不足（肌肉不足）的状态。脂肪过多或肌肉不足都是直接影响人体代谢机能的，也预示着患者体力活动不足或肌力下降。

对心脏瓣膜病患者行体重监测及体成分监测是十分必要的。生物电阻抗体成分分析方法目前逐渐在临床得以开展，这一方法不仅能测定脂肪组织的含量与分布，还长于测定身体水分含量和分布，对患者的体重构成加以详尽描述，尤其适用于心肾疾病患者评估水潴留与蛋白质-能量营养状况，制定营养治疗原则。

在估计能量需要量时，应明确的是，心脏瓣膜病患者不适宜快速体重增减，所以，无论是超重亦或是消瘦的，需要调整能量供应的患者，都应温和地、循序渐进地施与干预，通常可按照静息代谢水平与身体活动强度来制定能量标准。超重者可酌情减少 200~500kcal/d，消瘦者则相应增加。一般情况下，静息代谢水平为 20~25kcal/（kg·d），身体活动强度因人而异，可乘以 1.1~1.5。能量供应是否适当，应通过观察患者体重及体成分变化来进行调整。一般认为，安全而合理的体重变化速度为 1~2kg/m。对于超重或肥胖的患者而言，如过快减少体重，可能继发低血糖、高尿酸血症、蛋白质缺乏、酮症、脱水等代谢紊乱；对于消瘦的患者而言，如过多摄入能量快速增加体重，则可能造成脂肪异位蓄积、糖脂代谢紊乱等，都是不利于原发病控制的。

未合并主要脏器功能异常的心脏瓣膜病患者适宜的膳食模式为均衡饮食模式，推荐按照中国营养学会颁布的《中国居民膳食营养素摄入量标准》及《中国居民膳食指南》来行食物选择和搭配。如合并有糖尿病，应选择低血糖生成指数的食物，控制单次进食的血糖负荷。如合并脂代谢异常，还应参照相关指南建议选择富含单不饱和脂肪酸及 n-3 多不饱和脂肪酸的油脂和食物，控制膳食中脂肪供能比，使饱和脂肪的摄入不超过 10%。

食物多样是平衡膳食模式的基本原则，每天的膳食应包括谷薯类、蔬菜水果类、畜禽鱼蛋奶类、大豆坚果类等食物。每一种食物都有不同的营养特点。只有食物多样，才能满足平衡膳食模式的需要。中国的平衡膳食模式，是中国营养学会膳食指南专家委员会根据中国居民膳食营养素参考摄入量、我国居民营养与健康状况、食物资源和饮食特点所设计的理想膳食模式。这个模式所推荐的食物种类和比例，能最大程度地满足人体正常生长发育及各种生理活动的需要，并且可降低包括心血管疾病、高血压等多种疾病的发病风险，是保障人体营养和健康的基础。我们知道，人体必需的营养素有 40 余种，这些营养素均需要从食物中获得。人类需要的基本食物一般可分为谷薯类、蔬菜水果类、畜禽鱼蛋奶类、大豆坚果类和油脂类五大类，不同食物中的营养素及有益膳食成分的种类和含量不同。若量化一日三餐的食物"多样"性，其建议指标为：谷类、薯类、杂豆类的食物品种数平均每天 3 种以上，每周 5 种以上；蔬菜、菌藻和水果类的食物品种数平均每天有 4 种以上，每周 10 种以上；鱼、蛋、禽肉、畜肉类的食物品种数平均每天 3 种以上，每周 5 种以上；奶、大豆、坚果类的食物品种数平均每天有 2 种，每周 5 种以上。按照一日三餐食物品种数的分配，早餐至少摄入 4~5 个品种，午餐摄入 5~6 个食物品种；晚餐 4~5 个食物品种；加上零食 1~2 个品种。

全谷物，是指未经精细化加工或虽经碾磨粉碎/压片等处理仍保留了完整谷粒所具备的胚乳、胚芽、麸皮及其天然营养成分的谷物。我国传统饮食习惯中作为主食的稻米、小麦、大麦、燕麦、黑麦、黑米、玉米、裸麦、高粱、青稞、黄米、小米、粟米、荞麦、薏米等，如果加工得当均可作为全谷物的良好来源。杂豆指除了大豆之外红豆、绿豆、黑豆、花豆。全谷物、薯类和杂豆的血糖生成指数远低于精制米面。

已有心功能不全的患者，应参照本书相关章节调整能量方案与食物选择。

（二）建立适宜的生活制度，做到吃动平衡

通过合理的"吃"和科学的"动"，不仅可以维持理想体重，打造美好体型，还可以增进心肺功能，改善糖、脂代谢和骨骼健康，调节心理平衡，增强机体免疫力，降低肥胖、心血管疾病、2型糖尿病、癌症等威胁健康的慢性病的风险，提高生活质量，减少过早死亡，延年益寿。在生活中应保持足够的日常身体活动，充分利用外出、工作间隙、家务劳动和闲暇时间，尽可能地增加"动"的机会，减少"静坐"的时间。同时，将运动融入日常生活中，如心肺功能许可，每天进行中等强度运动30分钟以上，每周5~7天，如快走、游泳、乒乓球、羽毛球、篮球、跳舞等；每2~3天进行1次肌肉力量锻炼，每次8~10个动作，每个动作做3组，每组重复8~15次，如二头弯举、颈后臂屈伸、俯卧撑、深蹲等；天天进行伸展和柔韧性运动10~15分钟，如颈、肩、肘、腕、髋、膝、踝各关节的屈曲和伸展活动，上、下肢肌肉的拉伸活动。将运动的时间列入到每天的日程中，培养运动意识和习惯，有计划安排运动，循序渐进，逐渐增加运动量。心脏瓣膜病患者，在遵从"指南"建议时，结合自身的心肺功能状况，通过监控运动中心率来调控运动强度，一般认为合理有效的有氧运动运动中心率为100~120次/分。

吃动平衡、量出为入是保持健康体重的关键，但鼓励多动会吃，不提倡少动少吃，忌不动不吃，因为生命在于运动，吃是为了更好地"动"，一切生命活动和生活功能活动都离不开"吃"。

（三）预防可能的微量营养素缺乏

机体实现生理功能需要的微量营养素包括十几种维生素及

数十种矿物质元素，还包括尚难以计数的多种植物化学物，多是蛋白质、碳水化合物等代谢的辅酶，对维持机体健康殊为关键。如缺乏会直接导致贫血（铁、维生素 B_{12}、叶酸、锌、铜等）、蛋白质合成异常（维生素 B_6、B_1、生物素等）、能量代谢障碍（维生素 B_1、B_2、烟酸等）、肝功能异常（胆碱）、骨矿代谢异常（钙、磷、铜、维生素 D、维生素 K）等。

尽管现有的研究证据尚不充分，但考虑到因疾病及治疗过程对进食、营养素吸收利用的干扰，加之心脏瓣膜病患者往往处于较为低下的社会经济地位，或因病程迁延已处老龄，采买和准备食物的能力下降，导致心脏瓣膜病患者较一般人群更易合并微量营养素营养不良。

目前临床可以通过检查血清或尿液水平，常规检测铁（铁蛋白、总铁结合力、转铁蛋白饱和度、全血细胞分析）、维生素 D（25 羟维生素 D）、叶酸（血清水平、红细胞水平）、维生素 B_{12}（血清水平）的营养状态，部分医疗机构已开展碘（血清水平、尿液水平）、锌、铜、硒及维生素 A 的检测。对已证实存在微量营养素缺乏的患者，应定期进行膳食摄入评估及相应的辅助检查，及时发现和处理微量营养素缺乏的问题。必要时，在膳食干预的基础上，给予药物补充。不建议盲目补充。

（四）注意避免高钠摄入，减少在外就餐和外购熟食

心脏瓣膜病患者不宜高钠摄入，以免造成水分的潴留，这一方面会直接增加心脏容量负荷，另一方面高钠也是内皮功能损伤的危险因素之一。水潴留主要发生在细胞外液，分布在细胞间质即组织间隙内。除某些极严重的心衰有原发性水潴留（抗利尿激素分泌过多）外，如体内无钠潴留就不可能有水分的潴留。每克钠可潴留水 200ml。

在我国，食用盐是日常膳食中主要的钠和碘的来源，机体日需钠 1000~2000mg、碘 120ug 左右。基于以上考虑，若非存在

水钠潴留，一般不建议对食盐摄入限制过低，控制在 3~5g/d 即可。

还应注意，使用强效排钠利尿剂时，过分严格限盐可导致低钠血症，而心力衰竭合并低钠血症会增加住院率和死亡率，是造成难治性心力衰竭的一个重要原因。低血钠亦减少肾血流量，增加肾前性氮质血症，使肝酶上升，易发生直立性低血压。

然而，心瓣膜病患者还是应尽量避免经常在外就餐或外购熟食、包装食品，这是日常生活中造成高钠摄入的主要原因。提倡尽量采购新鲜食材，居家烹制饮食，烹调方式尽量选择蒸、煮、拌、氽、烩、炖等简单、低温和清淡的方法。

第三节　心脏瓣膜病围手术期的营养管理

一、心脏瓣膜病换瓣术后患者营养代谢特点

重症心脏瓣膜病特别是伴有心脏恶液质患者，除严重心功能低下，肺动脉高压以外，均伴有多器官功能障碍综合症（MODS）。全身代谢紊乱，涉及内分泌、代谢、凝血、营养等全身多个系统。单纯的强心、利尿、扩血管治疗由于缺乏营养底物，不能改善全身状态，手术风险大。只有包括营养支持的综合治疗才能显著改善全身状况，提高手术效果。现代营养支持是治疗重症患者、慢性器官功能不全、消耗性疾病的重要手段。它可改善全身状态、脏器功能，提高免疫力和手术安全度，逐渐被临床接受并采用。但心脏外科报道不多。重症心脏瓣膜病由于长期消化道缺血和淤血同时存在，食欲、消化、吸收及合成都很差。肺动脉高压缺氧进一步损害各脏器功能。肝脏淤血、腹水压迫影响肝脏合成利用营养。心功能减退引起消化道缺血和淤血，吸收合成障碍导致营养不良，长期营养不良

引起全身多器官损害和功能不全，又加重心衰形成恶性循环，最终导致死亡。

重症心脏瓣膜病患者术前已存在心、肺功能不全，腹腔脏器淤血，导致营养物质的吸收障碍，机体慢性营养不良，免疫机能低下，总体蛋白合成速度下降，资料显示：瓣膜手术后呼吸功能衰竭的发生率为 4.7%~8.4%，除给予强心、利尿及扩血管药物治疗外，最重要的是加强呼吸支持，临床上常见因营养不良和失用性肌萎缩，导致呼吸肌张力、收缩力和耐受力大幅度下降，进而发生呼吸肌疲劳。营养支持治疗能提供能量及多种营养物质，并能维持与改善机体器官、呼吸肌肌力，提高呼吸肌质量与耐受力，提高机体抗感染能力，缩短机械通气时间。全身营养支持是重症患者治疗不可忽视的重要环节。

心脏瓣膜病患者均有不同程度的营养不良，对准备行心内直视手术的患者，特别是伴有肝肾功能不全时，术前即开始的营养支持纠正低蛋白血症，对改善心功能有重要意义，能提高手术的安全。住院患者的营养不良、低蛋白血症或维生素缺乏在 30%左右，是所有大手术的危险因素之一，而营养支持不但对改善心功能，同样对防治术后呼吸肌疲劳、改善呼吸功能有很大帮助。这对于心内直视手术后尽早脱离呼吸辅助，防止并发肺炎及呼吸衰竭有特殊意义。

体外循环（cardio pulmonary bypass，CPB）心脏瓣膜替换术由于麻醉、手术创伤及 CPB 过程中低温、血液稀释、非搏动灌注、心肺旷置、高分子材料对血液激活等非生理因素作用，降低了宿主免疫防御功能，增加机体对病原微生物的易感性，从而构成 CPB 后潜在感染危险的内在原因。CPB 术后患者的营养状况下降，营养不良发生率增加，体重丢失明显。血清白蛋白术后虽然降低，但大多数在正常值范围内，这与术后患者静脉补充白蛋白和复合氨基酸有关。术前有部分患者血红蛋白较低，术中因体外循环、血液稀释、失血等造成术后进一步下降，即使术后不同程度给予输全血、血浆或红细胞，恢复得仍较慢。应注意补充富含铁和维生素的食物。

二、心脏瓣膜病换瓣术后患者的营养原则

（一）心脏瓣膜病换瓣术后患者的营养原则

危重患者的营养应从低能量负荷开始，以维持安静时的基础代谢水平为好。避免因营养补充不当出现"喂养性水肿"，增加心脏负担。特别是体重低于标准体重20%以上者。由于患者一般术前准备的时间均较长，在15~30天之间，患者住院后即可考虑经胃肠道进食高热量、高蛋白、高维生素且易于消化的食物，少量多餐。经济条件好的可部分应用市售配好的营养素。有贫血较严重、低蛋白者应从静脉逐渐补给到接近正常水平。静脉营养的补充从术前2~3天即开始持续至术后3~5天。术后早期的高代谢、高消耗及患者耐受性的减弱易导致意外发生，而此时患者的胃肠功能多较差，所以应考虑静脉营养。具体做法是：BMI在18.5~23.9之间的患者可按实际体重计算，不在此范围按理想体重计算，热能按30Kcal/(kg·d)的热量补充，脂肪至少占热量的30%，其余用糖补充，氨基酸为2g/(kg·d)左右。蛋白质、维生素及微量元素应适当。注意加大胰岛素用量（用微量注射泵入），监测血糖，使之在6.0~11.0mmol/L值间。术后肌酐、尿素氮的不平衡性增高，多数提示患者处于分解消耗代谢中，故监测其值的变化，可以调整营养支持方案。阻断"负氮"平衡，使患者尽早向好的方面转归。

饮食原则：

1. 以少量多餐为原则，限制脂肪摄入，少食腊制品和罐头食品，宜选用高蛋白、高维生素、易消化清淡饮食以维持营养，增强机体抵抗力，如瘦肉、豆腐、蛋、鱼等。

2. 发热患者多饮水，预防出汗引起的脱水。

3. 患者心力衰竭时，宜低钠饮食，限制水分。

4. 保持排便通畅，多食蔬菜、水果等含纤维素丰富的食物。

（二）心脏瓣膜病换瓣术后患者的饮食宜忌

多吃营养丰富的高热量、高蛋白、高维生素、清淡易消化的饮食。每天的进食量要保持稳定，避免暴饮暴食或过分忌食。不要吃太咸的食物，每日盐的食入量应≤6克，盐分食入过多可加重心脏负担。营养要均衡，饮食结构搭配合理，严忌吸烟酗酒。菠菜、蕃茄、胡萝卜、鲜豌豆、猪肝等富含维生素K的食物可影响华法林抗凝效果，不宜长期大量食用。心功能较差的患者应限制饮水量，不宜进食大量稀饭和汤类，以免液体入量过多，增加心脏负担。

在日常生活中，一般不限制饮食，但应注意改变食物的品种，尽量多样化，避免一个阶段单调地吃一种富含维生素K的食物，如：菠菜、青菜、蕃茄、菜花、鲜豌豆、胡萝卜、猪肝、水果等，经常吃可使凝血酶原时间发生变化。

参考文献

1. 原著 Catherine M. Otto Robert O. Bonow. 主译李虹伟.《瓣膜性心脏病》第3版—《Braunwald心脏病学》姊妹卷. 北京：北京大学医学出版社，2012：125-137.

2. 中国营养学会. 中国居民膳食指南2016. 北京：人民卫生出版社，2016：10-11.

3. 中国营养学会. 中国居民膳食营养素参考摄入量标准2013. 北京：科学出版社，2013：652-660.

4. Jin R, Grnkemeier GL, Starr A, et al. Validation and refinement of mortality risk models for heart valve surgery [J]. Ann Thorac Sury, 2005, 80 (2): 471-479.

5. Edwards FH, Peterson ED, CoombstS LP, et al. Prediction of operative morality after valve replacement surgery [J]. J Am Coil Cardiol, 2001,

37（1）：885-892.

6. 尹风先，张永祥，王嘉等. 机械通气的呼吸衰竭患者肠内营养的临床应用［J］. 北京医学，2007，29（6）：336.

7. 马增山，鲍继森，李守先等. 心脏瓣膜病变手术患者的营养评价［J］. 中国循环杂志. 2000，15（6）：364-366.

8. 刘宝玉，姜建青，周凯等. 风湿性二尖瓣、主动脉瓣与三尖瓣联合病变的外科治疗［J］. 中国胸心血管外科临床杂志，2005，12（4）：287-288.

9. 吴兰笛，叶必远. 心脏恶液质患者的营养状况和围术期营养支持［J］. 中华胸心血管外科杂志，1997，13（2）：123-125.

10. 陈建荣，郭锡明. 抗生素相关性腹泻临床特征及预防控制［J］. 世界华人消化杂志，2006，14（9）：927-929.

11. 李岩. 抗生素相关性腹泻［J］. 中国实用内科杂志，2007，27（13）：1012-1013.

12. 马文君，李远红. 风心病瓣膜替换患者营养状况及并发症的影响因素［J］. 实用医学杂志，2001，17（7）：617-618.

13. 杨洪强. 风湿性心脏病患者与营养状况［J］. 中国中医药咨讯，2010，02（3）：223.

14. 周晖，马文君. 体外循环心脏手术后血清 ALB，PA 和 TF 含量的观察［J］. 广东医学，2001，22（10）：902-903.

15. 邱志兵，李朝先. 心脏恶液质瓣膜病患者围手术期的营养支持［J］. 中国危重病急救医学，2001，13（10）：631-632.

16. 于成勇，侯丽艳，蓝宇. 食用核桃仁增强华法林药效 1 例报道［J］. 血栓与止血学，2006，12（3）：125.

17. 拱玉华，郭占文，周建萍. 营养支持在老年瓣膜置换术后的康复作用［J］. 现代康复，2000，4（3）：432.

18. 黄戈，景华，李德闽等. 风心病瓣膜置换手术对能量代谢的影响［J］. 中国临床营养杂志，2004，12（2）：102-104.

附

　　1. 体质指数（BMI）标准　　BMI 指数（即身体质量指数，简称体质指数又称体重，英文为 Body Mass Index，简称 BMI），是用体重公斤数除以身高米数平方得出的数字，是目前国际上常用的衡量人体胖瘦程度以及是否健康的一个标准。

BMI 指数对照表

	WHO 标准	亚洲标准	中国标准	相关疾病发病危险性
偏瘦	<18.5			低（但其他疾病危险性增加）
正常	18.5~24.9	18.5~22.9	18.5~23.9	平均水平
超重	≥25	≥23	≥24	
偏胖	25.0~29.9	23~24.9	24~27.9	增加
肥胖	30.0~34.9	25~29.9	≥28	中度增加
重度肥胖	35.0~39.9	≥30	—	严重增加
极重度肥胖	≥40.0			非常严重增加

最理想的体重指数是22。

＊WHO. Obesity：preventing and managing the global epidemic. Report of a WHO Consultation. WHO Technical Report Series 894. Geneva：World Health Organization，2000.

＊成人体重判定．中华人民共和国国家卫生与计划生育委员会．2013-04-18.

2. 生物电阻抗体成分分析方法　生物电阻抗测量（Electrical BioimPedance Measurement），或简称阻抗技术，生物电阻抗法是生物医学检测的基本方法，利用人体组织与器官的电特性及其变化规律提取与人体生理、病理状况相关的生物医学信息的检测技术，具有无创、无害、廉价、操作简单和功能信息丰富的特点，而且测量结果准确、测量可重复性高等优点。所以，基于生物电阻抗的医学检测技术越来越多的应用于研究与临床中。

＊苌飞霸，张和华，尹军．生物电阻抗测量技术研究与应用．中国医学物理学杂志，2015，2（32）：234-235.

3. PG-SGA 评分工作表　体重丢失包括急性和亚急性两种情况，亚急性是指过去 1 个月体重丢失情况，只有在不能获得 1 个月体重丢失的情况下需要包括过去 6 个月体重丢失的情况。急性：指过去 2 周的体重丢失，在亚急性的基础上增加 1 分。如过去 2 周体重不变或增加不计分。

1 个月体重丢失情况	评分	6 个月体重丢失情况
10%	4	20%
5%~9.9%	3	10%~19.9%
3%~4.9%	2	6%~9.9%
2%~2.9%	1	2%~5.9%
0%~1.9%	0	0%~1.9%

注：评分=急性+亚急性=　　分

疾病状态评分表

分类	计分
癌症	1
AIDS	1
肺源性或心源性恶液质	1
出现褥疮、开放伤口或瘘	1
存在创伤	1
年龄在 65 岁以上	1
评分	

代谢应激评分

代谢应激评分是评估各种已知的可增加蛋白质和热卡需要的因素。如一病人体温>102 华氏度（℉）（3 分），长期使用强的松 10mg/d（2 分），这部分的评分为 5 分。

代谢应激评分表

应激因素	没有（0分）	轻度（1分）	中度（2分）	高度（3分）
发热	没有发热	99<T<101（℉）	101≤T<102（℉）	T≥102（℉）
发热持续时间	没有发热	<72 小时	72 小时	>72 小时
激素	没有使用激素	低剂量<10mg 强的松／天	≥10mg<30mg 强的松／天	≥ 30mg 强的松／天

计分：

体格检查部分评分

体格检查是对身体组成的 3 方面主观评价：脂肪、肌肉和液体状态。

体格检查部分评分表

脂肪储存：

颊部脂肪垫	0	1+	2+	3+
三头肌皮褶厚度	0	1+	2+	3+
下肋脂肪厚度	0	1+	2+	3+
总体脂肪缺乏程度	0	1+	2+	3+

肌肉情况：

颞部（颞肌）	0	1+	2+	3+
锁骨部位（胸部三角肌）	0	1+	2+	3+
肩部（三角肌）	0	1+	2+	3+
骨间肌肉	0	1+	2+	3+
肩胛部（北阔肌、斜方肌、三角肌）	0	1+	2+	3+
大腿（四头肌）	0	1+	2+	3+
总体肌肉评分	0	1+	2+	3+

水分情况：				
踝水肿	0	1+	2+	3+
胫骨水肿	0	1+	2+	3+
腹水	0	1+	2+	3+
总体水评分	0	1+	2+	3+

没有异常　0分
轻度异常　1分
中度异常　2分
严重异常　3分

计分：_____

PG-SGA 总体评估分级表

	A 级	B 级	C 级
类别	营养良好	轻度营养不良或可疑营养不良	严重营养不良
体重	没有体重丢失或水潴留	1 个月体重丢失5%（或 6 个月丢失 10%）	a：1 个月体重丢失>5%（或 6 个月丢失>10%）
		体重不稳定，不增加，（如持续丢失）	b：体重不稳定，不增加，（如持续丢失）
营养摄入	没有障碍或近期明显改善	摄入减少	摄入严重减少
影响营养的症状	没有或近期明显改善，允许足够的摄入	有影响营养的症状存在	有影响营养的症状存在

	A 级	B 级	C 级
功能	没有障碍或近期明显改善	轻度功能障碍或近期功能恶化	严重功能障碍或近期功能明显恶化
体格检查	没有损害或有慢性损害近期明显改善	有轻度到中度脂肪和/或肌肉组织丢失和/或肌肉张力下降	有明显的营养不良症状（肌体组织严重丢失，可能有水肿）

总体 PG-SGA 评价（A、B 或 C 级）_____分

营养分类建议：

0~1 分：目前不需营养支持，在未来治疗中常规再评估。

2~3 分：营养师：护士或其他医护人员依据症状调查与实验室检查，对患者及家属进行药物治疗指导。

4~8 分：需要营养师进行营养支持，根据症状调查表与护士或医师联系。

≥9 分：急切地需要改善不适应症和/或营养支持治疗。

心肌病的营养管理

心肌病是一组异质性疾病，可分为原发性和继发性二类，是引起心力衰竭和心源性猝死的常见疾病。原发性心肌病是由遗传、非遗传和获得性病因单独或混合引起的心肌病变，常见的心肌病致病原因趋于明确。继发性心肌病是系统性疾病累及的心肌病变，常常有明确的病因，可以针对其原发病进行防治。心肌病的定义和分类是一个不断发展和完善的过程。

2006 年美国心脏病学会（AHA）发布 "Contemporary Deftnitions and Classification of the Cardiomyopathies" 现代心肌病定义和分类。将心肌病定义为由各种病因，主要是遗传引起的一组非均值的心肌疾病，包括心肌的机械活动异常和/或电活动异常，通常表现为心室不适当肥厚或扩张；可单独局限于心脏，也可是全身疾病一部分，最终导致心源性死亡或进行性心衰。

AHA2006 工作组建议除了心肌病的临床表现型分类外，按照这种分类方法涵盖了那些遗传缺陷性心肌病，包括编码肌小节、细胞骨架、桥粒或离子通道蛋白的基因突变性疾病。原发性心肌病指仅限于心肌或主要累及心肌的疾病，原发性心肌病分为三种类型（遗传性、获得性和混合性）。遗传型：包括有肥厚型心肌病（HCM），致心律失常性右室心肌病（ARVC），左室心肌致密化不全，原发性心肌糖原贮积病，心脏传导系统疾病，线粒体病，离子通道病等；混合型：主要由非遗传因素引起，扩张型心肌病（DCM），限制型心肌病（RCM）；获得性：炎症反应性心肌病，应激性心肌病，围产期心肌病，心动过速性心肌病，乙醇性心肌病等。继发性心肌病指心肌病变是全身性疾病的一部分（多器官受损）。

2007年中华医学会心血管病学分会、中华心血管病杂志编辑委员会、中国心肌病诊断与治疗建议工作组吸收和借鉴欧美和国外新的观念、治疗方法，大规模临床试验证据，并充分反映和应用我国循证研究的发现与结论，提出我国心肌病诊断与治疗建议：将原发性心肌病分类和命名为扩张型心肌病（DCM）、肥厚型心肌病（HCM）、致心律失常性右室心肌病（ARVC）、限制型心肌病（RCM）和未定型心肌病五类。病毒性心肌炎演变为DCM分属继发性，左室心肌致密化不全纳入未定型心肌病。有心电紊乱和重构尚无明显心脏结构和形态改变，如遗传背景明显的WPW综合征，长、短QT综合征，Brugada综合征等离子通道病暂不列入原发性心肌病范畴。

2008年欧洲心脏病学学会（ESC）"心肌病分类共识"明确将心肌病定义为一组心脏的结构与功能不正常的心肌疾病，且排除冠状动脉疾病、高血压、瓣膜病和先天性心脏缺陷导致的心肌结构和功能异常的心肌疾病，不包括离子通道病。ESC阐明了心肌病在基因和分子水平的新发病机制，强调以基因和遗传为基础，在心肌病的临床表现型分类基础上注重基因在发病及早期病例筛查中的作用。体现了现代医学对心肌病认识水平的提高和未来研究方向。在现阶段，欧美2种分类法都有学者和医生在使用，欧洲心脏病学学会提出的心肌病定义更为我国学者接受。

第一节　心肌病康复患者临床及营养代谢特点

对于心肌病患者而言，合理的康复措施可以起到积极的作用，适宜的营养干预能为其康复过程提供基础支持。因此，了解心肌病患者的临床及营养代谢特点，根据这些特点制订出科学的康复及营养方案非常重要。

一、心肌病的临床特点

（一）原发性心肌病

包括：扩张型心肌病（DCM）、肥厚型心肌病（HCM）、致心律失常性右室心肌病（ARVC）、限制型心肌病（RCM）和未定型心肌病五类。各类原发性心肌病的临床特点如下：

1. 扩张型心肌病（DCM）　DCM 是一组既有遗传又有非遗传原因造成的复合型心肌病。病理形态学特征以左室、右室或双心腔扩大和收缩功能障碍等为特征，会出现心肌细胞减少、间质增生、心内膜增厚及纤维化，常有附壁血栓形成。

DCM 常发生心力衰竭和心律失常，猝死率高。典型的症状：气短、乏力、水肿、呼吸困难（劳力性呼吸困难、夜间阵发性呼吸困难、端坐呼吸）。典型的体征：肺部湿性啰音、颈静脉充盈、呼吸急促、心脏浊音界扩大、肝脏大、双下肢水肿。临床进展可表现为：急性心力衰竭即急性发生的心力衰竭或原有心力衰竭症状和体征的急性加重；慢性心力衰竭呈现慢性进行性劳动能力下降，急性加重和猝死。

2. 肥厚型心肌病（HCM）　HCM 是一种原发于心肌的遗传性疾病。形态学特征主要是左心室肌和（或）右心室肥厚。病理表现：心肌结构紊乱、间质纤维化，肥大心肌细胞排列无序，局限性或弥散性间质纤维化，胶原骨架无序和增厚，心肌内小血管壁增厚等。临床表现多样，可出现：无症状，轻度胸闷、心悸，胸痛，呼吸困难，恶性心律失常，心衰，房颤伴栓塞，青少年猝死等。

HCM 轻症者轻度胸闷、心悸；特征性表现是左心室充盈受限和舒张顺应性下降的临床症状：呼吸困难在 90% 的患者中出现；劳力性胸痛有 1/3 患者存在；HCM 患者胸痛与以下因素相关：心肌细胞肥大、排列紊乱、结缔组织增加，供血、供氧不足，舒张储备受限，肌桥压迫冠状动脉血管，小血管病变等；可出现各种类型心律失常，提示不良转归是伴有严重室性心律失常、房颤、心衰；晕厥 15%～25%；猝死是 HCM 主要常见死亡原因，恶性心律失常、室壁过厚、流出道阶差 > 50mmHg 是猝死的主要危险因素；心力衰竭；房颤伴栓塞。

3. 限制型心肌病（RCM） 原发性限制型心肌病是以心室腔容积正常或减小，双心房扩大为特征，左室壁厚度和心瓣膜正常，舒张功能受限，而收缩功能正常或相对正常的一组心肌疾病。特征表现为"充盈限制并任何一侧与/或双侧心室舒张容量减少，伴有正常或近于正常的收缩功能"，病理表现为心肌浸润或非浸润病变使心内膜和心内膜下心肌纤维化、肥厚，心室充盈受限。原发性 RCM 主要由非遗传因素引起，部分与病毒感染、营养不良、免疫反应有关。

继发性 RCM 为全身疾病表现之一，主要为心肌浸润病变如：淀粉样变性、血色病、糖原沉积症、炎症（肉芽肿）肉瘤样病，伴或不伴嗜酸性粒细胞增多症，硬皮病，以及医源性（药物如：蒽环类药、放疗）等原因导致。

RCM 代偿期可无明显症状，或有乏力、头晕、劳累后心悸等运动耐量下降的表现，主要与静脉回流受阻有关的右心衰竭特征：浮肿、腹胀等；左心衰较少出现，重症患者伴发左心衰竭表现，出现气急、咳嗽、心悸，休息状态呼吸困难以及低心排血量的症状如疲劳。RCM 因为心房增大常出现心房纤颤，此外室性心律失常或心脏传导阻滞在重症患者并非罕见，并且经常是这些患者的死亡原因，常伴有栓塞。

4. 致心律失常性右室心肌病（ARVC） ARVC 是一种少见的非炎性非冠状动脉心肌疾病，遗传和家族背景明显，呈现右室发育不良的心肌疾病，又称右室心肌病。患者右心室常存在功能及结构异常，特征性病理表现为右室正常心肌被脂肪及纤维组织替代，多位于右室流出道、漏斗部及心尖，称"病变三角"。以心律失常、心衰及心源性猝死（SCD）为主要临床表现，最常表现为右室来源的室早、室速和青壮年猝死，是青壮年猝死的常见疾病，尤其是运动员和儿童。部分患者的左心室心肌也同时存在被脂肪及纤维组织替代，或以左心受累为主，故应称为致心律失常性心肌病更为确切。

ARVC 的临床表现复杂多变，根据临床资料观察，将 ARVC 的病程发展分为四个时期：

隐匿期：右室结构仅有轻微改变，室性心律失常可以存在或不存在，突发心源性猝死可能是首发表现，且多见于剧烈活动或竞争性体育比赛的年轻人群。

心律失常期：表现为症状性右室心律失常，发作性心悸、晕厥、心脏骤停，呈现频发室早、短阵性室速、持续性室速或室颤，同时伴有明显的右心室结构功能异常。

右心功能障碍期：由于进行性及迁延性心肌病变导致症状进一步加重，左心室功能相对正常。表现心悸、腹胀、纳差，肝大、浮肿等。

终末期：由于累及左室导致双心室泵功能衰竭。

5. 未定型心肌病 未定型心肌病是一类可能兼有 DCM、HCM、RCM 及 ARVC 临床表现，形态学特征难于界定属于上述四种具体哪一类型的心肌疾病。目前将心肌致密化不全、"tako-tsubo"心肌病纳入未定型心肌病。

心肌致密化不全（LVNC）是以心室内异常粗大的肌小梁

和交错的深隐窝为特征的一种与基因异常相关的遗传性心肌病。过去称为海绵状心肌、胚胎样心肌等，因主要累及左心室，也被称为左室心肌致密化不全。是由于在胚胎期正常心肌致密化过程因致畸因素未能完成，导致心腔内粗大的肌小梁及隐窝持续存在。LVNC 患者存在三种主要的心脏危险：未致密化心室心功能减低，室性心律失常，心内膜血栓伴体循环栓塞。LVNC 也可见与其他先心病并存。LVNC 的临床表现可类似扩张型心肌病，治疗原则也与扩张型心肌病相同。

"Tako-tsubo"心肌病因其独特的收缩末期底部圆隆、颈部狭小的左心室造影表现，Dote 及其同事最早描述为 "tako-tsubo"心肌病；此后形象地称为左心室心尖部气球样变综合征。因发病前患者均有明显的某种突然心理或躯体应激情况等作为诱发因素，且血浆儿茶酚胺等应激性物质水平明显增高的特点也称为应激性心肌病。

此病临床表现酷似急性心肌梗死，以中老年女性多发，突出表现为突发的心绞痛样胸痛；心电图变化（典型表现为 ST 段抬高、广泛 T 波倒置、出现异常 QS 波等）；超声心动图和左心室造影表现为节段性室壁运动异常（累及较低的前壁和心尖部），即基底部收缩功能保存良好，心室中部中重度受损，心尖部运动消失或呈现反向运动；以及心肌酶和受累心肌节段不平行现象（酶释放较少、运动异常节段相对广泛）。但是冠状动脉造影不能发现有意义的冠状动脉狭窄性疾病存在，无急性心肌炎或新近颅脑外伤等疾病导致的心脏异常证据。目前推测继发于心理或是躯体应激过程所导致的交感神经过度兴奋可能是其重要的病理生理基础。治疗主要是针对急性期充血性心力衰竭所采取的利尿、扩血管、机械辅助循环等支持措施。

（二）继发性心肌病临床特点

继发性心肌病是由于其他全身疾病、免疫或环境等因素引起，可以是全身疾病的一部分或者是以累及心脏、导致心肌损害为突出表现。常见的继发性心肌病有以下几种：

1. 感染免疫相关性心肌病　多种病原体均可导致，以病毒感染常见，其他有细菌、真菌、支原体、立克次体和寄生虫等。

2. 酒精性心肌病　乙醇对心脏的直接毒性作用包括能量储备下降，减少了肌浆网对钙的有效摄取，降低 Na^+-K^+-ATP 酶的活性，阻碍了肌钙蛋白与钙离子结合，减弱肌球蛋白与肌钙蛋白的相互作用，临床表现酷似扩张型心肌病改变，出现在酒精依赖症者。饮酒是导致心功能损害的独立原因，应该戒酒6个月后再作临床状态评价。诊断标准：①符合 DCM 样改变；②长期过量饮酒（WHO 标准：饮酒折合酒精量：女性>40g/d，男性>80g/d，饮酒5年以上）；③既往无其他心脏病史；④早期发现戒酒6个月后 DCM 临床状态得到缓解。

3. 围产期心肌病　发生在特定时间，表现类似扩张型心肌病的心肌受累疾病。诊断标准：①符合 DCM 的诊断标准；②无基础心脏病史，妊娠最后1个月或产后5个月内发病。临床表现为继发于左心室收缩功能障碍的心力衰竭，以充血性心衰、肺栓塞、深静脉血栓形成、心律失常等严重并发症为特征，围产期心肌病的诊断是排除性诊断。

4. 自身免疫性心脏病　为自身免疫性疾病如系统性红斑狼疮、胶原血管病等累及心脏。治疗关键是处理原发病。

5. 中毒性或药物性心肌病　包括长时间暴露于有害物质、环境，如酒精性、化疗药物、放射性、微量元素缺乏等导致的心肌病以及过敏、中毒反应等。可引起心肌损害，导致心肌肥厚和/或心脏扩大，表现为心肌病变，心律失常，室内传导阻滞，ST-T 改变，慢性心功能不全等类似扩张型心肌病或非梗阻性肥厚型心肌病的症状和体征。

6. 代谢内分泌性和营养性疾病导致的继发性心肌病

①内分泌疾病，如甲状腺机能亢进或减退、甲状旁腺疾病、肾上腺皮质功能不全、嗜铬细胞瘤、肢端肥大症和糖尿病。②家族性累积性疾病和浸润，如血色病、糖原累积病、Hurler 综合征（酸性黏多糖病）、Refsum 综合征（多神经炎型遗传性共济失调）、Niemann-Pick 病、Hand-Schuller-Christian 病（颅骨破坏、突眼、尿崩症三联综合征）、Fabry-Anderson 病（弥漫性血管角质瘤）及 Morquis-Ullrich 病。③营养缺乏性疾病如钾代谢紊乱、镁缺乏症、低钙血症、恶性营养不良、贫血、维生素 B1 缺乏致脚气病，以及我国早年发现的克山病考虑与微量元素硒缺乏有关。④淀粉样病变如原发性、继发性、家族性及遗传性心脏淀粉样变、家族性地中海贫血及老年性淀粉样变等等。

7. 心动过速性心肌病　持续性心动过速是心动过速心肌病的促发因素，机制可能有：①心动过速时血流动力学改变，心动周期缩短，舒张期缩短，心室舒张末压升高，心肌缺血导致心衰；②心肌能量代谢异常；③神经内分泌异常；④心肌细胞内钙通道活性及肌浆网中钙离子转运异常等相关。

二、营养代谢特点

（一）原发性心肌病

患者在早期一般不会出现明显的体内营养代谢异常，病变严重后多数心肌病患者会出现心力衰竭的表现。当心力衰竭发生时，患者体内会出现以下几方面的代谢紊乱：①心肌能量代谢及利用障碍，②由于神经体液代偿机制复杂，心力衰竭时内稳态控制难度激增，会出现液体受限、离子紊乱、水钠潴留、营养素代谢紊乱和利用障碍，③心力衰竭时全身组织、器官氧合灌注不足，物质转运改变，代谢废物积存，多脏器损害具有联动效应，营养耐量严重低减。心脏在营养供给不足时，会出现萎缩、纤维化、软弱无力等症状。

另外，疲劳和呼吸困难也会减少食物摄入，引起营养不足。肠道水肿引起吸收不良或蛋白质丢失性肠病也可减少能量的有效摄入。矿物质、电解质和微量营养素缺乏（如低钙、维生素 B_1 或硒元素缺乏）除了影响心脏功能、也可能会加剧消耗。这些因素都会增加心肌病患者营养不良的风险。

（二）酒精性心肌病

酒精消耗可以诱发对心肌的急性和慢性影响。高剂量急性乙醇摄入可以诱导心肌收缩的减少并产生多种节律紊乱。这些效应在患有基础性心肌病的患者中相关性更大。慢性乙醇摄入可以诱导扩张型心肌病的发展，其在临床和功能上类似于特发性扩张型心肌病。

高剂量酒精滥用诱导的多种有害的心脏效应，包括心肌细胞肥大和坏死、间质性纤维化、心室收缩减弱和心室扩大。这些效应会产生舒张期和收缩期心室功能障碍，导致充血性心力衰竭、心律失常和死亡率增加。乙醇会改变心肌细胞膜的渗透性和组成，干扰受体和细胞内瞬变，诱导氧化、代谢和能量损伤，减少蛋白质合成、兴奋-收缩偶联，增加细胞凋亡。此外，乙醇还会减少心肌细胞保护和修复机制，减少心肌细胞再生。通过比较男性和女性酗酒者的心脏和肌肉状态，发现酒精对横纹肌的毒性作用在女性中更明显。

（三）克山病

克山病是一种具有高死亡率的地方性心脏病，广泛的横断面流行病学研究表明，谷物中低硒浓度和当地居民的低硒状态与克山病的发生相关。虽然其他病因不能排除，但硒缺乏是克山病的主要原因。在中国东北地区的克山县由于土壤中硒缺乏而导致此病高发，因此命名为克山病。克山病是一种基因-环境相互作用而发生的疾病。慢性硒缺乏也可发生在具有吸收不良和长期硒不足的肠外营养的个体中。硒缺乏导致心肌病是由于硒相关酶的减少，而这些酶可以保护细胞膜免受自由基的损害。人群调查发现，硒缺乏与胱氨酸和色氨酸不足并存可以降低生物体的抗氧化防御能力，这可能是导致克山病的重要因素之一。调查结果强调了含硫氨基酸在抗氧化防御中的作用。动物实验表明，克山病可能是几种病因相互作用的结果，包括显性营养缺乏（硒）、其他营养因子（维生素 E、多不饱和脂肪酸）缺乏和感染因子作用（病毒）。

第二节　营养素供给与心肌病康复的关系

原发性心肌病主要会出现心肌细胞肥大、减少或发育不良等变化。合理的营养是维持心肌功能及支撑心肌病患者康复的物质保障。一旦机体发生营养不良，对各器官的生理功能和结构上的影响都相当大。国外研究发现，在死于营养不良患者的尸检中，心脏和肝脏的重量大约减少了 30%，脾脏、肾脏以及胰腺的重量也受到影响。因此，对于心肌病患者避免营养不良的发生也是延缓病情进展的重要措施之一。如果患者在病程中出现严重的心力衰竭，则按照心衰的营养原则进行处理。

一、原发性心肌病的营养供给原则

对于原发性心肌病患者，营养支持一方面要为心肌的康复提供原料及能量，另一方面还要尽量避免由于补充营养素而增加心脏的负担。

（一）适量的能量供应

对于原发性心肌病患者来说，能量供应以维持理想体重为宜，总热量摄入要与身体活动相平衡，从而保持健康的体重，身体质量指数（Body Mass Index，BMI）最好维持在 $18.5 \sim 24.0 \text{kg/m}^2$ 之间。在合理能量的基础上，要为患者提供平衡膳食，强调食物多样化及粗细搭配等原则，以便摄入机体所需的多种营养素。

（二）脂肪摄入不宜过高，控制脂肪数量和注重脂肪质量都很重要

1. 通常每天膳食中脂肪提供的能量不超过总能量的 30%，其中饱和脂肪酸不超过总能量的 10%，减少摄入肥肉、动物内脏和奶油等，尽量不用椰子油和棕榈油。每日烹调油用量限制在 20~30g 的范围内，避免由于膳食脂肪过量引起肥胖、高脂血症等增加心脏负担。18 碳的饱和脂肪酸虽然没有升高血胆固醇的作用，但是会促进凝血，出现房颤的患者应注意避免摄取过多，以免血栓形成。

2. 胆固醇摄入量以不超过 300mg/d 为宜，减少心肌病患者发生动脉粥样硬化的风险。

3. 摄入充足的多不饱和脂肪酸，以占总能量的 6%~10% 为宜，其中 n-6/n-3 多不饱和脂肪酸的比例要适宜（5%~8%/1%~2%），即 n-6/n-3 的比例达到 4~5：1。n-6 多不饱和脂肪酸在葵花籽油、玉米油和豆油中含量丰富。n-3 多不饱和脂肪酸来自植物油的 α-亚麻酸和鱼及鱼油中的 EPA 和 DHA。n-3 多不饱和脂肪酸对血脂和脂蛋白、血压、心脏功能、动脉顺应性、内分泌功能、血管反应和心脏电生理均具有良好的作用，并有抗血小板凝集和抗炎作用，可以减少心肌病患者发生血栓以及并发其他心血管疾病的风险。

4. 减少反式脂肪酸的摄入，控制其不超过总能量的 1%。少吃含有人造黄油的糕点、含有起酥油的饼干和油炸油煎食品。

（三）碳水化合物

碳水化合物是膳食能量的主要来源，在体内可以迅速而独立地完全氧化成二氧化碳和水，为心、脑等重要器官及身体活动提供能量，碳水化合物的供给量可以占总能量的 55%~70%，其膳食供应应该优先选择富含淀粉的多糖类食物，限制含单糖和双糖高的食品。

（四）蛋白质

蛋白质在人体中的作用很多，是人体最重要的构建材料，对于生长发育和组织修复都必不可少。对于一般心肌病患者来说，蛋白质的需要量与健康人相同即可，占总能量的 10%～15%，如果并发心力衰竭、肾功能不全等疾病，则根据患者的具体情况调整蛋白质供给量。食物中的优质蛋白质是肌肉合成的重要原料，因此优质蛋白质应占总蛋白质的 50%以上，含优质蛋白质丰富的食物包括：瘦肉、鸡蛋、牛奶、鱼、虾、豆腐、豆干等。

研究证明，补充支链氨基酸（BCAA）可以防止运动所致的心肌萎缩，优质蛋白质摄取和 BCAA 补充可以刺激骨骼肌和心肌的蛋白质合成，减少蛋白质分解和氮丢失。支链氨基酸包括亮氨酸、异亮氨酸、缬氨酸，含量高的食物如乳清蛋白、牛、羊、猪瘦肉以及其他动物蛋白等。

（五）限盐

每天食盐不超过 6g，包括味精、防腐剂、酱菜、调味品中的食盐。出现心力衰竭时要注意水、电解质平衡（具体内容见心肌病患者合心衰的营养管理）。

（六）供给充足的维生素和矿物质

对于大多数心肌病患者除限制钠盐外，膳食中应含有丰富的钾、钙、镁、硒等矿物质及维生素 B 族、维生素 C、维生素 E、类胡萝卜素等多种维生素。其中镁对缺血性心肌有良好的保护作用，而硒、维生素 C、维生素 E、类胡萝卜素等抗氧化营养素可以减少肌肉有关的氧化应激损伤。目前证据显示，只有通过天然食物摄入的抗氧化营养素才有益于健康。心肌病患者可以通过平衡膳食来摄取所需的维生素及矿物质，特别强调要保证足量的新鲜蔬菜、水果及大豆类食物。

（七）酒和酒精

有充分证据表明，适量饮酒可以降低冠心病风险。但是无论是啤酒、白酒还是葡萄酒，所有酒精饮品在限量范围内都只与冠心病低风险有关，并不适用于其他心血管疾病，也不提倡已经罹患心血管疾病的患者饮酒。因此，患有心肌病者需要戒酒。

（八）少量多餐，避免过饱，忌烟、浓茶和刺激性食物

心肌病患者进食应该遵循少量多餐的原则，每日 5~6 餐为宜，以免进食过多导致胃部膨胀而压迫心脏；另外，必须戒烟，不饮浓茶、咖啡，不吃辛辣刺激性食物以免加重心脏负担。

二、酒精性心肌病的营养供给原则

酒精性心肌病的发生主要是由于高剂量酒精摄入所引起，出现在酒精依赖者之中。因此，对于酒精性心肌病的营养管理重点在于戒酒以及预防和纠正相关的营养不良。

（一）戒酒

尽管有多种不同的方法直接针对酒精诱导的心脏损伤，但是只能起到部分作用。酒精戒断是酒精性心肌病的首选目标，而且对于不能戒酒的酒精成瘾患者控制饮酒量也是有效的。戒酒和每天酒精摄入不超过 60g 对酒精性心肌病患者在促进心脏功能改善方面均起到了积极的作用。对于短期无法戒酒的酒精性心肌病患者，应该尽可能减少酒精的摄入量，建议参照中国居民膳食指南规定的饮酒量标准进行过渡，逐步戒酒。

根据中国居民膳食指南，建议健康成年男性一天饮用酒精量不超过 25g，相当于啤酒 750ml，或葡萄酒 250ml，或 38 度的白酒 75g，或高度白酒 50g；成年女性一天饮用的酒精量不超过 15g，相当于啤酒 450ml，或葡萄酒 150ml，或 38 度的白酒 50g。

（二）预防和纠正营养不良

对于酒精性心肌病患者，纠正营养、离子和维生素缺乏以

及控制酒精相关的系统性器官损伤也是必须的。酒精性心肌病患者长期大量饮酒，一方面可以使碳水化物、蛋白质及脂肪的摄入量减少，维生素、矿物质的摄入量不能满足要求；另一方面，大量饮酒也可以造成肠黏膜的损伤以及对肝功能的损害，从而影响到几乎所有营养物质的消化、吸收和转运，容易导致机体营养状况低下。因此，对于酒精性心肌病患者应该供给限盐限脂、适量能量、优质蛋白、充足维生素和矿物质的饮食，同时食物烹制应细软，容易消化和吸收，以预防和纠正长期大量饮酒所致的营养不良（具体可参照原发性心肌病的营养供给原则）。

一旦酒精性心肌病患者心功能失代偿出现心力衰竭，则按照心力衰竭的营养原则进行处理。

（三）注意避免和纠正维生素 B_1 缺乏

维生素 B_1 与机体的葡萄糖利用和体内能量代谢关系密切。酒精性心肌病患者容易出现维生素 B_1 的缺乏。比如，富含酒精的蒸馏酒完全不含有维生素 B_1，但身体代谢酒精却需要维生素 B_1 的帮助，因此喝酒会加大对这种维生素的需要量。同时，酒精还会干扰维生素 B_1 的吸收，促进其排泄。所以大量饮酒是产生维生素 B_1 缺乏的一个因素。在酗酒者当中，维生素 B_1 缺乏的比例高达 80%，这也是他们产生神经系统功能障碍的原因之一。

维生素 B_1 缺乏可以引起心脏功能失调。其作用可能是由于维生素 B_1 缺乏而致血液流入组织的量增多，从而使心脏输出负担过重，或是由于维生素 B_1 缺乏导致心肌的能量代谢不全，从而导致心脏扩张、肥厚、心肌水肿等。

因此，对于酒精性心肌病患者应该供给充足的维生素 B_1 以免缺乏。维生素 B_1 的主要食物来源是粮食、豆类、薯类，特别是没有经过精制加工的全谷食品，也就是粗粮。此外，瘦猪肉和动物内脏中也富含维生素 B_1，应当注意的是动物内脏中胆固醇含量高，需要根据病情慎重选择。另外，还要注意选择合理的烹调方法，尽量保存食物中的维生素 B_1 含量，如少吃油炸食品，做稀饭时不加碱，尽量不做捞米饭等。对于严重的维生素 B_1 缺乏仅凭饮食无法纠正时，可以通过口服或注射维生素 B_1 制剂进行治疗。常见食物中维生素 B_1 含量参考表4-1：

表4-1 常见食物中维生素 B_1 含量

食物名称	维生素 B_1 含量（mg/100g）	食物名称	维生素 B_1 含量（mg/100g）
稻米	0.11	白萝卜	0.02
小麦粉（标准粉）	0.28	胡萝卜	0.04
小麦粉（富强粉）	0.17	西红柿	0.03
小麦胚粉	3.50	橘子	0.08
黑米	0.33	苹果	0.06
小米	0.33	梨	0.03
大麦	0.43	桃	0.01
荞麦	0.28	猪肉（肥瘦）	0.22
高粱米	0.29	猪肉（瘦）	0.54
玉米面（黄）	0.26	猪肝	0.21
玉米面（白）	0.34	猪肾	0.31
燕麦片	0.30	牛肉（肥瘦）	0.04
花生仁（生）	0.72	牛肉（瘦）	0.07
花生仁（炒）	0.12	牛肝	0.16
榛子（干）	0.62	羊肉（肥瘦）	0.05
榛子（炒）	0.21	羊肉（瘦）	0.15

食物名称	维生素 B₁ 含量 (mg/100g)	食物名称	维生素 B₁ 含量 (mg/100g)
马铃薯	0.08	羊肝	0.21
甘薯	0.04	鸡肉	0.05
黄豆（黄大豆）	0.41	鸭肉	0.08
黑大豆（黑大豆）	0.20	牛奶	0.03
豆腐	0.04	酸奶	0.03
芸豆（红）	0.18	鸡蛋	0.11
绿豆	0.25	草鱼	0.04
红小豆	0.16	鲤鱼	0.03
蚕豆	0.09	黄鱼（大黄鱼）	0.03
豌豆	0.49	带鱼	0.02
大白菜	0.04	鲢鱼	0.07
菜花	0.03	海虾	0.01
油菜	0.04	河虾	0.04
芹菜	0.01	海蟹	0.01
小白菜	0.02	河蟹	0.06
圆白菜	0.03	蛤蜊	0.01
冬瓜	0.01	蛋糕	0.09
黄瓜	0.02	维生素面包	0.02
柿子椒	0.03	饼干	0.08
茄子	0.02	啤酒	0.15
扁豆（鲜）	0.04	葡萄酒	0.02

资料来源：杨月欣，王光亚，潘兴昌主编，中国食物成分表（第一册）2009，北京大学医学出版社，2009.

第四章 心肌病的营养管理

三、克山病的营养供给原则

克山病是与缺乏矿物质硒的饮食密切相关的扩张型心肌病，除了硒缺乏之外，克山病的发生还与其他因素有关。因此，对于克山病患者的营养支持应在原发性心肌病营养供给原则基础上，注意硒、含硫氨基酸、维生素 E、多不饱和脂肪酸等营养素的充足摄入。

(一) 补硒

缺硒是克山病流行的必要因素，在缺硒地区进行大规模的人群调查发现，在补硒后不会引起克山病的流行。在克山病流行地区可口服硒制剂，在每年的高发季节来临之前开始，持续6~8 个月，待高发季节后，停止给药，可以预防克山病的发生。食物补充可用硒强化食盐或食品，疾病流行地区宜选用富硒地区生产的粮食和副食品，有助于改善硒营养状态。此外，在克山病地区，为满足居民体内硒的需要量，在用硒强化食物的同时，还应鼓励居民选择硒含量高的食品，特别是含硒高的蛋白质食品。通过对人群膳食硒的最低需要量（尤其是预防克山病的最低需要量）、生理需要量、安全需要量等进行研究，中国营养学会 2013 年更新了中国居民膳食硒的参考摄入量，具体数据见表4-2：

表4-2 中国居民膳食硒推荐摄入量（RNI）或适宜摄入量（AI）

人群	硒（μg/d） RNI
0 岁-	15（AI）
0.5 岁-	20（AI）
1 岁-	25
4 岁-	30

人群	硒（μg/d） RNI
7 岁-	40
11 岁-	55
14 岁-	60
18 岁-	60
50 岁-	60
65 岁-	60
80 岁-	60
孕妇（早）	+5
孕妇（中）	+5
孕妇（晚）	+5
乳母	+18

数据来源：中国营养学会．中国居民膳食营养素参考摄入量（2013版）．北京：中国标准出版社，2015.

食物中硒含量的测定值变化很大。影响植物性食物中硒含量的主要因素是其栽种土壤的硒含量和可被吸收利用的量。因此，即使是同一品种的谷物或蔬菜也会由于产地的不同而硒含量不相同。例如低硒地区的大米和高硒地区的大米硒含量可有高达万倍的差距。动物性食物的硒含量也受产地影响，但差值没有那么大，这是因为动物有"缓和作用"，即在硒缺乏时趋于储留硒，过多时又排出硒。另外，不同食物中硒的生物利用率也有很大不同，主要取决于食物中硒的化学形式以及影响机体吸收利用的各种因素。因此，不宜用食物成分表中的硒含量来计算膳食硒的摄入量，但可以用来比较不同食物之间硒含量的高低，以便指导选择所需的食品（表4-3）。

表4-3　常用食物硒含量表

食物名称	食物硒含量 （μg/100g）	食物名称	食物硒含量 （μg/100g）
草鱼	6. 66	鲤鱼	15. 38
黄鳝	34. 56	鲢鱼	15. 68
罗非鱼	22. 60	鲫鱼	14. 31
鲮鱼（雪鲮）	48. 10	鳜鱼	26. 50
带鱼	36. 57	黄鱼（大）	42. 57
鲅鱼	51. 80	黄鱼（小）	55. 20
鲈鱼	33. 06	鲑鱼	29. 47
鲳鱼（平鱼）	27. 21	鳕鱼	24. 80
对虾	33. 72	海虾	56. 41
河虾	29. 65	基围虾	39. 70
海蟹	82. 65	河蟹	56. 72
鲍鱼	21. 38	扇贝	20. 22
鲜贝	57. 35	蛤蜊	54. 31
海参	63. 93	海参（水浸）	5. 79
鱿鱼（水浸）	13. 65	章鱼	27. 30
猪肉（瘦）	9. 5	羊肉（瘦）	7. 18
猪肝	19. 21	羊肝	17. 68
猪心	14. 94	羊心	16. 70
猪肾	111. 77	羊肾	58. 90
猪肚	12. 76	羊肚	9. 68
牛肉（瘦）	10. 55	鸡胸脯肉	10. 50
酱牛肉	4. 35	鸡腿	12. 40

食物名称	食物硒含量（μg/100g）	食物名称	食物硒含量（μg/100g）
牛肝	11.99	扒鸡	8.10
牛肾	70.25	鸡肝	38.55
牛心	14.80	鸡心	4.10
鸭胸脯肉	12.62	鸭心	15.30
鸭肠	24.90	鸭肝	57.27
花卷	6.17	白萝卜	0.61
馒头	8.45	胡萝卜	0.63
挂面	11.77	心里美萝卜	1.02
面条	11.74	茄子	0.48
烧饼（加糖）	12.16	西红柿	0.15
油饼	10.60	黄瓜	0.38
油条	8.60	南瓜	0.46
煎饼	3.75	扁豆（鲜）	0.94
豆腐脑（带卤）	0.50	绿豆芽	0.50
蜜麻花	7.20	黄豆芽	0.96
曲奇饼干	12.80	豌豆苗	1.09
蛋糕	14.07	冬瓜	0.22
米饭	0.40	蒜薹	2.17
桃酥	15.74	大白菜	0.49
面包	3.15	小白菜	1.17
方便面	10.49	圆白菜	0.96
饼干	12.47	菠菜	0.97

食物名称	食物硒含量 （μg/100g）	食物名称	食物硒含量 （μg/100g）
玉米（鲜）	1.63	菜花	0.73
玉米面	2.49	芹菜茎	0.57
粳米粥	0.20	芹菜叶	2.00
小米粥	0.30	荠菜	0.51
红豆粥	0.50	莴笋	0.54
红小豆	3.80	荸荠	0.70
花豆（紫）	74.06	藕	0.39
芸豆（杂）	14.02	山药	0.55
蚕豆	1.30	木耳（水发）	0.46
马铃薯	0.78	鲜蘑	0.55
甘薯（白心）	0.63	海带（水浸）	4.90
甘薯（红心）	0.48	苹果	0.12
牛奶	1.94	梨	1.14
酸奶	1.71	桃	0.24
鸡蛋	14.34	杏	0.20
鸡蛋白	6.97	葡萄	0.20
鸡蛋黄	27.01	柑橘	0.30
鹌鹑蛋	25.48	哈蜜瓜	1.10
鹌鹑蛋（五香罐头）	11.60	西瓜	0.17
咸鸭蛋	24.04	核桃（干）	4.62
豆腐	2.30	杏仁	15.65
豆腐（北）	1.55	花生（炒）	3.90

第四章 心肌病的营养管理

食物名称	食物硒含量 （μg/100g）	食物名称	食物硒含量 （μg/100g）
豆腐（南）	0.59	南瓜子（生）[白]	27.03
豆腐（内酯）	0.55	葵花子（炒）	2.00
豆腐皮	2.26	红茶	56.00
豆浆	0.14	绿茶	3.18
豆腐丝	1.39	铁观音茶	13.80
腐竹	6.65	海棠脯	0.29
油豆腐	0.63	桃脯	1.41
豆腐干	0.02	苹果脯	0.16
素鸡	6.73	山楂果丹皮	0.59
酱油	1.39	酱黄瓜	2.42
醋	2.43	八宝菜	2.20
黄酱	12.26	榨菜	1.93
甜面酱	5.81	味精	0.98
腐乳（红）	6.73	腐乳（白）	1.51

资料来源：杨月欣，王光亚，潘兴昌主编，中国食物成分表（第一册）2009，北京大学医学出版社，2009.

（二）含硫氨基酸

含硫氨基酸包括蛋氨酸、半胱氨酸和胱氨酸三种，蛋氨酸可转变为半胱氨酸和胱氨酸，半胱氨酸和胱氨酸在一定条件下也可以相互转化，但它们在人体内都不能转化为蛋氨酸，所以蛋氨酸是必需氨基酸，半胱氨酸和胱氨酸则是半必需氨基酸，胱氨酸是半胱氨酸的加氢衍生物。研究表明，含硫氨基酸可以维持机体氧化还原状态的平衡，从而调节包括免疫反应在内的各种生理活动。含硫氨基酸可以通过自身合成具有重要抗氧化作用的物质—谷胱甘肽来实现其抗氧化作用，体内含硫氨基酸不足时可能会引起谷胱甘肽浓度下降而导致抗氧化防御系统削弱。因此，对于克山病患者来说，保证饮食中含硫氨基酸尤其是蛋氨酸的充足摄入是非常必要的。蛋氨酸是人体必需氨基酸的一种，在肉类、蛋类及水产品等高蛋白动物性食物中含量丰富。但是，对于同时伴有高同型半胱氨酸血症的患者来说，蛋氨酸的摄入则不可过高。常见食物中含硫氨基酸含量参考表4-4：

表4-4　常见食物中含硫氨基酸含量

食物名称	含硫氨基酸含量（mg/100g）	食物名称	含硫氨基酸含量（mg/100g）
稻米（粳，特）	298	豌豆苗	96
稻米（粳，标三）	260	西红柿	17
稻米（籼，标一）	326	鲜蘑	75
小麦粉（标准粉）	405	木耳（水发）	29
小麦粉（富强粉）	368	猪肉（肥瘦）	338
水面筋	798	猪肉（瘦）	674
黑米	721	猪肝	720
紫红糯米	312	牛肉（里脊）	492
小米	512	牛肝	896
高粱米	496	羊肉（瘦）	683
玉米面（黄）	357	鸡	642
玉米面（白）	349	鸭	529
马铃薯	45	牛奶	96
甘薯（红心）	35	酸奶	20

食物名称	含硫氨基酸含量（mg/100g）	食物名称	含硫氨基酸含量（mg/100g）
甘薯（白心）	45	鸡蛋（白皮）	598
黄豆（大豆）	902	鸡蛋（红皮）	603
黑豆（黑大豆）	398	草鱼	621
豆腐（北）	300	鲤鱼	681
豆腐皮	513	带鱼	588
芸豆（红）	326	黄鱼（大黄花鱼）	606
绿豆	489	鲳鱼（平鱼）	714
红小豆	498	鳕鱼	808
大白菜（青白口）	28	海虾	197
菜花	59	河虾	492
菠菜	36	扇贝（鲜）	486
芹菜	15	蛤蜊	290
小白菜	23	海蟹	481
圆白菜	29	河蟹	610
冬瓜	7	葵花子仁	631
黄瓜	24	花生仁	588
柿子椒	25	松子仁	482
茄子	24	核桃（干）	553
油菜	18	柑橘	12
白萝卜	23	苹果	11
胡萝卜	41	梨	24
扁豆（鲜）	46	桃	25

食物名称	含硫氨基酸含量 （mg/100g）	食物名称	含硫氨基酸含量 （mg/100g）
黄豆芽	109	葡萄	15
绿豆芽	57	香蕉	37

资料来源：杨月欣，王光亚，潘兴昌主编，中国食物成分表（第一册）2009，北京大学医学出版社，2009.

（三）维生素 E

维生素 E 是一种很强的脂溶性抗氧化剂，可以在体内保护细胞免受自由基损害，延缓细胞脂质膜氧化。维生素 E 与超氧化物歧化酶、谷胱甘肽过氧化酶一起构成体内的抗氧化系统，保护细胞膜（包括细胞器膜）上多烯脂肪酸免受自由基的攻击，维持膜的完整性，可以减少肌肉有关的氧化应激损伤。维生素 E 作为抗氧化剂，还可以防止维生素 A、维生素 C 和三磷酸腺苷（ATP）的氧化，保证他们在体内的功能。对于克山病患者，应该保证饮食中维生素 E 的充足摄入，避免缺乏。中国居民膳食维生素 E 的适宜摄入量如表 4-5：

表 4-5　中国居民膳食维生素 E 的适宜摄入量（AI）

人群	维生素 E（mg · α-TE*/d） AI
0 岁-	3
0.5 岁-	4
1 岁-	6
4 岁-	7
7 岁-	9
11 岁-	13

人群	维生素 E（mg·α-TE*/d） AI
14 岁-	14
18 岁-	14
50 岁-	14
65 岁-	14
80 岁-	14
孕妇（早）	+0
孕妇（中）	+0
孕妇（晚）	+0
乳母	+3

＊：α-生育酚当量（α-TE），膳食中总 α-生育酚当量（mg）= 1×α-生育酚（mg）+0.5×β 生育酚（mg）+0.1×γ 生育酚（mg）+0.3×α-三烯生育酚（mg）。

数据来源：中国营养学会．中国居民膳食营养素参考摄入量（2013 版）．北京：中国标准出版社，2015.

维生素 E 广泛地分布于动植物组织中，良好来源为麦胚油、大豆油、花生油、芝麻油，但橄榄油中含量不多。几乎所有的绿叶植物都含有维生素 E，它还存在于肉、蛋、奶等食物中。

（四）多不饱和脂肪酸

根据脂肪酸碳链上双键的数量可以把脂肪酸分成饱和脂肪酸（不含双键）、单不饱和脂肪酸（含 1 个双键）和多不饱和脂肪酸（含 2~6 个双键）。多不饱和脂肪酸根据其碳链上双键的位置可以分成 n-3、n-6、n-9 等系列，其中 n-3 和 n-6 系列多不饱和脂肪酸具有重要的营养学意义。（详见原发性心肌病营养管理原则脂肪部分）

第三节 心肌病患者合并症的营养管理

随着心肌病患者病程的进展，无论是原发性心肌病还是继发性心肌病患者大多会出现心力衰竭，这也是比较严重的合并症之一。根据心力衰竭出现的速度，可以分为急性心力衰竭和慢性心力衰竭两种，本节将对这两种心力衰竭的营养管理进行概述（详细内容可参见本书心力衰竭的营养管理部分）。

一、合并急性心力衰竭患者的营养管理

（一）严格进行出入量管理

肺淤血、体循环淤血及水肿明显者应严格限制饮水量和静脉输液速度。无明显低血容量因素（大出血、严重脱水、大汗淋漓等）者，每天摄入液体量一般宜在 1500ml 以内，不要超过 2000ml。保持每天出入量负平衡约 500ml，严重肺水肿者水负平衡为 1000~2000ml/d，甚至可达 3000~5000ml/d，以减少水钠潴留，缓解症状。3~5 天后，如果肺淤血、水肿明显消退，应减少水负平衡量，逐渐过渡到出入量大体平衡。在负平衡下应注意防止发生低血容量、低血钾和低血钠等。心衰急性发作伴有容量负荷过重的患者，要限制钠摄入<2g/d。

（二）急性心力衰竭发病 2~3 天内

应以流质食物为主，每天总热能 500~800kcal，液体量约 1000ml。

（三）餐次

应少量多餐，每日 4~5 餐，以防引起心律失常。

（四）不宜食用

凡是胀气、刺激性的流质饮食均不宜食用，可进食藕粉、米汤、菜水、去油过筛肉汤、淡茶水、红枣泥汤等。

（五）电解质

应结合血中电解质及病情变化调整饮食中钾、钠供给。

（六）其他

随病情好转，逐渐过渡到半流质饮食，每天总热量 1000kcal 左右。

二、合并慢性心力衰竭患者的营养管理

（一）适当的能量摄入

既要控制体重过重，又要防止心脏疾病相关性营养不良的发生。慢性心衰患者的能量需求取决于目前的干重（无水肿情况下的体重）、活动受限程度以及心衰程度，一般按照 25～30kcal/kg 理想体重进行计算。心力衰竭症状明显时，可限制能量至 600kcal/d，随着病情缓解逐渐加至 1000~1500kcal/d。

（二）控制液体量

控制液体摄入，减轻心脏负担。对于一般患者的液体摄入量限制为 1000~1500ml/d（夏季可为 1500~2000ml/d），但应根据病情及个体的习惯而有所不同，口服液体量应控制在 1000ml/d。对于严重心力衰竭者，尤其是伴有肾功能减退的患者，由于排水能力降低，在采取低钠饮食的同时，应将液体摄入量限制为 500~1000ml/d，并采用药物治疗。

（三）限制钠盐的摄入

以预防和减轻水肿，应根据病情选用低盐、无盐、低钠饮食。低盐饮食指烹调食盐的量在 2g/d 以内，或相当于酱油 10ml（一般每 5ml 酱油含食盐 1g），全天主、副食的含钠量应少于 1500mg。无盐饮食即烹调时不加食盐及酱油，全天主、副食的含钠量应少于 700mg。低钠饮食除烹调时不放食盐及酱油外，全天主副食含钠量应小于 500mg，注意选用含钠在 100mg/100g 以下的食物。若大量利尿时应考虑会丢失钠，可以适当增加食盐量或选用一些含钠量高的食物以预防低钠血症。

（四）适当限制蛋白质

一般来说，对蛋白质的摄入量不必限制过严，1g/kg · d

第四章 心肌病的营养管理

为宜。但当心衰严重时，则应减少蛋白质的供给量，可给予蛋白质 25~30g/d，逐渐增加至 40~50g/d，病情稳定后，给予蛋白质 0.8g/kg·d，其中优质蛋白质应占总蛋白的 2/3 以上。

（五）碳水化合物的摄入

对于慢性心衰患者建议给予 300~350g/d 的谷类食物。

（六）控制脂肪摄入

肥胖的心衰患者应限制脂肪的摄入量，宜按 40~60g/d 供给。每日烹调用油量控制在 25g 以内。在心衰患者的低脂膳食中，建议每天从海鱼或者鱼油补充剂中摄入 1g n-3 多不饱和脂肪酸。

（七）维生素

膳食中应注意富含多种维生素，比如维生素 B_1、维生素 C 以及叶酸等。

（八）控制电解质平衡

心力衰竭患者由于摄入不足、丢失增加或使用利尿剂治疗等可出现低钾血症，此时应摄入含钾量高的食物。同时应监测使用利尿剂患者镁缺乏的问题，并给予治疗。如因肾功能减退，出现高钾、高镁血症，则应选择含钾、镁低的食物。另外，给予适量的钙补充在心衰的治疗中也有积极的意义。

（九）少食多餐，食物应以软、烂、细为主，易于消化。

（十）戒烟、戒酒。

三、心肌炎患者的营养及饮食疗法

（一）忌烟酒

烟和酒都是对心脏有害无益的东西，应尽量避免。

（二）多吃新鲜蔬菜和水果

多吃新鲜水果、蔬菜及高热量、高蛋白的食物等。

（三）饮食宜清淡

不宜吃过咸和油腻辛辣的食品，以免加重心脏的负担。

（四）补充营养素

1. 维生素 C、E 用量依照产品标示，有效的抗氧化剂可促进心肌修复。

2. 维生素 B 族加胆碱　维生素 B 族 50mg，每天 3 次。胆碱每天 1000mg。心肌缺乏硫胺素将导致心脏疾病。

3. L-肉碱每日 500mg，减少血脂以预防心脏疾病。

4. 不饱和脂肪酸（樱草油或鲑鱼油）用量依照产品指示。保护心肌细胞。

5. 钙及镁（箝合剂）每天 1500mg 和 1000mg。分成数次，在两餐之间及睡前服用。对维持心律及血压正常有帮助。

6. 硒和铜每天 300ug 和 1mg。心脏疾病与缺乏硒和铜有关。

7. 能量极化液用量依照产品标示，可促进心肌修复。

8. 辅酶 Q10 每天 100mg。改善心肌的氧合作用。

参考文献

1. 廖玉华. 从心肌病病因学研究走向临床诊断与治疗实践［J］. 中华心血管病杂志，2007，35（1）：1-2.

2. 中华医学会心血管病学分会，中华心血管病杂志编辑委员会. 中国心肌病诊断与治疗建议工作组. 心肌病诊断与治疗建议［J］. 中华心血管病杂志，2007，35（1）：5-14.

3. Anker S，Sharmab R. The syndrome of cardiac cachexia［J］. Int J Cardiology，2002，85：51-66.

4. Fernández-Solà J，Estruch R，Urbano-Marquez A. Alcohol and heart muscle disease［J］. Addict Biol. 1997 Jan；2（1）：9-17.

5. Fernández-Solà J，Planavila Porta A. NewTreatmentStrategies for Alcohol-Induced HeartDamage［J］. Int J Mol Sci. 2016，17（10）：1651.

6. Urbano-Márquez A，Estruch R，Fernández-Solá J，et al. The greater risk ofalcoholic cardiomyopathy and myopathy in women compared with men［J］. JAMA. 1995，274（2）：149-154.

7. Chen J. An original discovery: selenium deficiency andKeshan disease (an endemic heart disease) [J]. Asia Pac J Clin Nutr. 2012, 21 (3): 320-326.

8. Lei C, Niu X, Ma X, et al. Is selenium deficiency really the cause ofKeshan disease? [J]. Environ Geochem Health. 2011, 33 (2): 183-188.

9. Burke MP1, Opeskin K. Fulminant heart failure due to selenium deficiency cardiomyopathy (Keshan disease) [J]. Med Sci Law. 2002, 42 (1): 10-13.

10. Gu L, Xu J, Zhou Y, et al. Proteinstatusand antioxidant capability of residents in endemic and nonendemic areas of Keshan disease (KD) [J]. Wei Sheng Yan Jiu. 1998, 27 (2): 140-142.

11. Levander OA1, Beck MA. Interactingnutritionaland infectious etiologies ofKeshan disease. Insights from coxsackie virus B-induced myocarditis in mice deficient in selenium or vitamin E [J]. Biol Trace Elem Res. 1997, 56 (1): 5-21.

12. Pena G. Sobre la atrofia los organos durante la inaninicion [J]. Nutrition Hospitlaria, 2007, 22 (1): 112-123.

13. 蔡东联. 实用营养师手册 [M]. 北京: 人民卫生出版社, 2009: 973-978.

14. 中国康复医学会心血管病专业委员会, 中国营养学会临床营养分会, 中华预防医学会慢性病预防与控制分会, 中国老年学学会心脑血管病专业委员会. 心血管疾病营养处方的专家共识 [J]. 中华内科杂志, 2014, 53 (2): 151-158.

15. 范志红. 食物营养与配餐 [M]. 北京: 中国农业大学出版社. 2010: 66-320.

16. Mori TA, Beilin LJ. Long-chain omega 3 fatty acids, blood lipids and cardiovascular risk reduction [J]. Curr Opin Lipidol, 2001, 12: 11-17.

17. Dorfman T, Levine B, Tillery T, et al. Cardiac atrophy in women following bed rest [J]. J Appl Physiol, 2007, 103: 8-16.

18. Sobotka. L 主编; 蔡威译. 临床基础营养 (第4版) [M]. 上海: 上海交通大学出版社. 2013: 455-463.

19. Corrao G, Bagnardi V, Zambon A, et al. A meta-analysis of alcohol consumption and the risk of 15 disease [J]. Prew Med, 2004, 38:

613-619.

20. Nicolás JM1, Fernández-Solà J, Estruch R, et al. The effect of controlled drinkingin alcoholic cardiomyopathy ［J］. Ann Intern Med. 2002, 136（3）：192-200.

21. 中国营养学会. 中国居民膳食指南 2016 版 ［M］. 北京：人民卫生出版社，2016：107-129.

22. 顾景范，杜寿芬，郭长江主编. 现代临床营养学（第 2 版）［M］. 北京：科学出版社，2009：147-152.

23. 霍湘，王安利，杨建梅，等. 含硫氨基酸的抗氧化作用 ［J］. 生物学通报，2006，41（4）：3-4.

附

常见食物的大豆异黄酮含量（mg/100g 可食部）

食物	大豆异黄酮	食物	大豆异黄酮
全麦面包	0.02	酱油（水解蔬菜蛋白）	0.10
芸豆	0.06	酱油（大豆、小麦）	1.64
菜豆	0.21	豆片	54.16
豆（杂色）	0.27	腐乳	39.00
蚕豆	0.03	毛豆	20.42
鹰嘴豆	0.10	毛豆（煮，不加盐）	13.79
苜蓿芽（三叶草）	0.35	大豆（绿色）	151.17
豇豆	0.03	大豆（煮，不加盐）	54.66
速溶豆粉饮料	109.51	大豆（烤）	128.35
豆面酱	42.55	黄豆芽	40.71
豆面酱粉	60.39	豆腐	27.91
绿豆	0.19	豆腐干（冻）	67.49
大豆（煮，发酵）	58.93	豆腐（蒸）	22.70

食物	大豆异黄酮	食物	大豆异黄酮
豆油	0	豆腐（煮）	31.35
花生	0.26	豆腐（炸）	48.35
豌豆	2.42	豆腐片	29.50
大豆黄油（全脂）	0.57	豆腐（用硫酸钙处理）	23.61
大豆干酪	31.32	腐乳（加盐）	33.17
大豆饮料	7.01	精致豆腐（强化维生素）	29.24
大豆纤维	44.43	豆腐酸奶	16.30
大豆粉	148.61	牛肉馅饼（冷冻，熟）	1.86
大豆粉（脱脂）	131.19	牛肉馅饼（冷冻，生）	1.14
大豆粉（全脂）	177.89	绿茶（日本）	0.05
热狗（豆粉，冷冻）	15.0	茉莉花茶	0.04
豆浆	9.65	印尼豆豉	43.52
腐竹（熟）	50.70	印尼豆豉馅饼	29.00
腐竹	193.88	印尼豆豉（煮）	53.00
豆粉面条	8.50	巴西大豆	87.63
浓缩大豆蛋白（水洗）	102.07	日本大豆	118.51
浓缩大豆蛋白（乙醇提取）	12.47	韩国大豆	144.99
大豆蛋白提取物	97.43	台湾大豆	59.75

注：以上数据来源于美国食物成分数据信息中心。

第四章 心肌病的营养管理

第五章

心脏移植术后营养管理

心脏移植手术是治疗扩张性心肌病和终末期心脏病的有效方法，1967年人类首例同种心脏移植成功，此后随着移植技术的提高和相关学科的发展，移植手术疗效有了很大的改善。目前，心脏移植手术已经由高风险、高病死率、短存活时间发展到第一年生存率达91%，最长存活时间达31年，许多中晚期的心脏病患者由此获得了新生。其中，科学合理的营养支持对心脏移植成功起着至关重要的作用，现将心脏移植术后患者的营养管理阐述如下。

第一节　心脏移植术后的营养代谢特点

一、术后影响营养代谢的因素

（一）术前营养状况

心脏移植前患者常合并有心源性恶病质和体液失衡，营养物质摄入减少或经大、小便丢失、胃肠道吸收功能受抑以及由于心肺能量代谢增高引起的高代谢。此外，由于心功能衰竭引起的肝脏充血可引起腹水和早期饱食感，循环功能减退可影响代谢物质的清除，使组织营养物质供给减少。

（二）手术创伤

心脏移植是目前治疗终末期心脏病的最有效方法，移植手术难度大，时间长，对患者的应激也大。手术的创伤使机体代谢紊乱，分解代谢加强，合成代谢减弱，易出现一定程度上的营养不良。

（三）药物

术后早期由于应用大剂量的抗生素和免疫抑制剂，致肝脏及胃肠道功能低下，也会对患者的营养代谢造成不良影响。

激素会导致移植患者蛋白质分解代谢增加，容易出现负氮平衡，这主要是由于蛋白质分解代谢速度与激素剂量、氮需要量等密切相关。

（四）并发症

有些移植患者由于术后并发食管炎、胃肠炎、胰腺炎、小肠梗阻、肠瘘、胃肠出血和乳糜样腹水，需长期施行肠外营养治疗，并因此并发肥胖、高血压、糖尿病、高脂血症和骨质疏松症。因此，在研究器官移植患者营养支持时，应考虑这些因素。胃肠道是机体遭受严重打击后发生病理生理损害的中心器官，移植患者发生缺血、缺氧时，胃肠道功能的异常发生最早，恢复最晚，是影响营养代谢的重要因素。高血糖是移植术后常见的并发症，可潜在损害移植器官的血管，并导致冠状动脉疾病和慢性排斥反应的发生，更有甚者使移植患者出现胆管消失综合征。

（五）呼吸机的使用

移植术后长期机械通气患者应激反应剧烈，易出现负氮平衡，总体蛋白合成速度下降、呼吸肌因营养不良和失用性肌萎缩，导致其张力、收缩力和耐受力大幅度下降，进而发生呼吸肌疲劳，继而延长待机时间，增加感染风险，进一步加重营养不良。因此，营养对肌肉生理、肺功能及膈肌功能都有直接影响，对机械通气患者早日实现脱机至关重要，营养支持能够有效地改善机械通气患者营养指标，提高呼吸肌肌力及机体抗感染能力。

（一）能量

手术、免疫抑制剂、术后并发症和急性排斥反应等因素可影响能量的代谢，导致体内代谢紊乱，分解代谢旺盛，合成代谢减弱，会出现不同程度的热能-蛋白质不足。此时必须供给充足的热能，以促进伤口顺利愈合，减少并预防并发症的发生，帮助患者早日康复。

移植术后应激代谢反应一般分为两个阶段：第 1 阶段为高分解代谢反应阶段，第 2 阶段为代谢合成和修复阶段。但是并不意味着在第 1 阶段就补充过高能量，过多的能量供给会加重代谢紊乱与脏器功能损害，在应激与代谢状态稳定后，能量供给量需要适当的增加。

（二）蛋白质

移植后急性期患者的蛋白质需要量受激素应用、应激状态、术前营养状态、从引流液、吻合口、伤口丢失的蛋白量等因素的影响，患者一般会出现负氮平衡，表现出总蛋白和白蛋白降低、尿素氮升高、体重丢失、瘦体组织减少的现象。对移植术后患者尿氮排泄量的研究结果表明，即使增加蛋白质摄入，持续的氮丢失也会引起负氮平衡。蛋白质供给应根据肾脏功能情况而定，肾脏功能异常时，应适当限制蛋白质的供给，增加优质蛋白质比例。肾脏功能正常时，应增加蛋白质的供给，以促进伤口早日愈合，能有效地改善负氮平衡。部分患者可以补充乳清蛋白，可使血浆胶体渗透压上升，达到利尿消肿的作用。

（三）脂肪

高脂血症是心脏移植术后最常见并发症之一，与加速性移植物冠状动脉粥样硬化密切相关，可影响移植远期存活率。移植患者术后出现高脂血症，主要是 II b 型高脂血症。机体手术后加强脂肪动员，使用药物等原因，肝分泌极低密度脂蛋白（VLDL）增加，细胞内胆固醇的积聚，使血液中的三酰甘油，非酯化脂肪酸升高。特别是在伴有糖尿病时，脂代谢异常更加严重。

（四）碳水化合物

心脏移植术后，由于外科手术应激、感染和激素等原因导致机体糖类代谢发生明显的变化。术后患者代谢增加，蛋白质和糖类作为能量被优先利用，脂肪氧化降低，胰岛素样生长因子增加。主要表现为糖代谢紊乱、肝糖原储存减少、糖耐量下降、糖异生明显增强。

创伤后大量的儿茶酚胺强烈地抑制胰岛素分泌和发挥作用，胰岛素相对或绝对缺乏，碳水化合物的利用受到影响，出现血糖增高及尿糖，临床上称为应激性糖尿病。而一些抗排斥药物、激素均可抑制胰岛细胞功能和胰岛素释放，使患者容易发生糖代谢障碍。一般认为合并糖尿病是心脏移植手术的禁忌证之一，特别是术后早期应用大剂量皮质激素，患者血糖波动较大，不易控制，易导致感染等并发症。

（五）其他

术中磷和镁迅速耗尽，或因糖皮质激素、环孢霉素、他克莫司的使用而缺乏尿剂也能降低钾、镁水平。环孢霉素能导致镁的丢失增加，以及钾的潴留。环孢霉素和他克莫司都可促进肾功能衰竭，引起高磷血症和高钾血症。并发胆管阻塞与胆汁引流能影响移植患者铜的水平。移植术后铁缺乏也常见，铁含量或总铁结合率低于 20%，或转铁蛋白饱和度低于 20mg/dl，提示体内缺铁。注意 K^+、Na^+ 的补给不宜过高，防止造成 Na^+ 潴留、高血压及高钾血症。适当注意 Ca^{2+} 的补充，防止出现骨质疏松。伤口愈合过程中维生素 C 和锌的需求会增加。即使补充维生素的有效性还未经证实，但移植后开始补充或继续补充多种维生素都是合理的，以此改善心功能、血液循环和营养物质的代谢。

第二节　心脏移植术后营养风险筛查和营养状况评估

一、营养风险筛查和营养状况评估的定义

营养风险筛查（nutrition risk screening）是由医护人员、营养师等实施的快速、简便筛查方法，用以决定是否需要制定和实施肠外肠内营养支持计划。特别强调的是，所谓"营养风险（nutrition risk）"并不是指"发生营养不良的风险（risk of malnutrition）"，而是指与营养因素有关的不良结局参数（outcome parameters，包括并发症、住院时间和住院费用等）增加的风险。

营养状态评估，即营养评定（nutritional assessment），是通过人体组成测定、人体测量、生化检查、临床检查及多项综合营养评定方法等手段，判定人体营养状况，确定营养不良的类型及程度，估计营养不良所致后果的危险性，并监测营养支持的疗效。

在临床实践中，建议对所有患者进行营养筛查，心脏移植术前后的患者同样适用，以明确是否存在确定性的营养不良或营养风险，并因此确定是否具备营养支持的适应症。对部分患者，在需要的时候，还可进一步进行营养评定，包括人体测量、生化测定等。

二、营养风险筛查的具体实施

营养风险筛查（nutrition risk screening，NRS2002）是欧洲肠外肠内营养学会（ESPEN）推荐使用的住院患者营养风险

筛查方法。它是对 128 个随机对照研究（RCT）（共计 8944 例研究对象）进行系统分析的基础上确定评分标准，具有高强度的循证医学基础。国内有学者指出，心脏外科手术前有营养风险的患者出现不良临床结局的可能性加大，建议临床予以重视，因此，对于接受心脏移植术的患者，手术前后都应该使用 NRS2002 进行营养风险筛查，及时发现营养不良问题，为患者提供营养支持治疗。

NRS（2002）总评分包括三个部分的总和，即疾病严重程度评分+营养状态低减评分+年龄评分（若 70 岁以上加 1 分）。

（一）NRS（2002）对于营养状况降低的评分及其定义

1. 0 分：定义——正常营养状态

2. 轻度（1 分）：定义——3 个月内体重丢失 5% 或食物摄入为正常需要量的 50%~75%。

3. 中度（2 分）：定义——2 个月内体重丢失 5% 或前一周食物摄入为正常需要量的 25%~50%。

4. 重度（3 分）：定义——1 个月内体重丢失 5%（3 个月内体重下降 15%）或 BMI<18.5 或者前一周食物摄入为正常需要量的 0%~25%。

（注：3 项问题任一个符合就按其分值，几项都有按照高分值为准）

（二）NRS（2002）对于疾病严重程度的评分及其定义

1. 1 分慢性疾病患者因出现并发症而住院治疗。患者虚弱但不需要卧床。蛋白质需要量略有增加，但可以通过口服补充剂来弥补；

2. 2 分患者需要卧床，如腹部大手术后，蛋白质需要量相应增加，但大多数人仍可以通过肠外或肠内营养支持得到恢复；

3. 3 分患者在加强病房中靠机械通气支持，蛋白质需要量增加而且不能被肠外或肠内营养支持所弥补，但是通过肠外或肠内营养支持可使蛋白质分解和氮丢失明显减少。

(三) 评分结果与营养风险的关系

1. 总评分≥3分（或胸水、腹水、水肿且血清蛋白<35g/L者）表明患者有营养不良或有营养风险，即应该使用营养支持。

2. 总评分<3分每周复查营养评定。以后复查的结果如果≥3分，即进入营养支持程序。

3. 如患者计划进行腹部大手术，就在首次评定时按照新的分值（2分）评分，并最终按新总评分决定是否需要营养支持（≥3分）。

三、营养状况评估的实施

(一) 人体测量

1. 体重测定时必须保持时间、衣着、姿势等方面的一致性，最好选择晨起空腹，排空大小便后，着内衣裤测定。体重计的感量不得大于0.5kg，测定前须先标定准确。

体重的评定指标有：

(1) 现实体重占理想体重（IBW）百分比（%）= 现实体重/IBW×100% （表5-1）

表5-1 现实体重占IBW%结果评价

结果	体重状况
<80%	消瘦
80%~90%	偏轻
90%~110%	正常
110%~120%	超重
>120%	肥胖

(2) 体重改变（%）=［平常体重（kg）－实测体重（kg）］/平常体重（kg）×100% （表5-2）

表 5-2　体重变化的评定标准

时间	中度体重丧失	重度体重丧失
1 周	1%~2%	>2%
1 个月	5%	>5%
3 个月	7.5%	>7.5%
6 个月	10%	>10%

（3）体重指数（BMI）= 体重（kg）／身高^2（m^2）（表5-3）

表 5-3　BMI 的中国评定标准

BMI 值	等级
<18.5	消瘦
18.5≤BMI<24.0	正常
24≤BMI<28	超重
≥28	肥胖

体重减少是营养不良最重要的指标之一，但应结合内脏功能的测定指标，如握力、血浆蛋白等。当短期内体重减少超过10%，同时血浆白蛋白<3.0mg/dl 时，可判定患者存在严重的蛋白质热量营养不良。

2. 三头肌皮褶厚度　TSF 正常参考值男性为 8.3mm，女性为 15.3mm。实测值相当于正常值的 90%以上为正常；介于80%~90%之间为轻度亏损；介于 60%~80%之间为中度亏损；小于 60%为重度亏损。

3. 上臂围与上臂肌围

（1）上臂围（AC）：被测者上臂自然下垂，取上臂中点，用软尺测量。误差不得大于 0.1cm。

（2）上臂肌围（AMC）= AC（cm）−3.14×TSF（cm）

AMC 的正常参考值男性为 24.8cm，女性为 21.0cm。实测值在正常值 90% 以上时为正常；占正常值 80%～90% 时，为轻度亏损；60%～80% 时，为中度亏损；小于 60% 时，为重度亏损。

4. 腰围和臀围　目前公认腰围是衡量脂肪在腹部蓄积（即中心型肥胖）程度最简单和实用的指标。患者空腹，着内衣裤，身体直立，腹部放松，双足分开 30～40cm，测量者沿腋中线触摸最低肋骨下缘和髂嵴，将皮尺固定于最低肋骨下缘与髂嵴连线中点的水平位置，在调查对象呼气时读数，记录腰围。臀围测量位置为臀部最大伸展度处，皮尺水平环绕，精确度为 0.1cm，连续测量三次，取平均值。

腰臀围比值（WHR）＝腰围（cm）/臀围（cm）

中国人腰围标准定为男性<90cm，女性<80cm；当男性 WHR 大于 0.9，女性 WHR 大于 0.8，可诊断为中心性肥胖。但其分界值随年龄、性别、人种不同而异。

5. 握力　先将握力计归零，被测者站直、放松，胳膊自然下垂，单手持握力计，一次性用力握紧握力计（测量过程不能将胳膊接触身体，不要晃动握力计），读数并记录。然后，被测者稍作休息，重复上述步骤，测定 2 次，取平均值（表 5-4）。

表 5-4　握力结果判定（kg）

年龄（岁）	男性		女性	
	左手	右手	左手	右手
20～29	43.0	43.8	26.0	27.0
30～39	43.6	45.0	27.2	27.4
40～49	41.1	42.5	26.3	26.4
50～59	36.0	36.5	21.9	23.7
>60	32.0	32.2	21.1	22.2

（二）人体成分测定

目前人体成分测定方法主要有双能源 X 线吸收法（DEXA）及生物电阻抗分析法（BIA）等，以后者最为简便、常用。需要评估患者肌肉、脂肪百分比等指标时可考虑测量。

（三）生化及实验室检查

1. 血浆蛋白

（1）血清白蛋白：持续的低白蛋白血症被认为是判定营养不良的可靠指标。

（2）血清前白蛋白（PA）：与白蛋白相比，前白蛋白的生物半衰期短，血清含量少且体库量较小，故在判断蛋白质急性改变方面似较白蛋白更为敏感。应注意很多疾病状态可影响血清前白蛋白浓度。造成其升高的因素主要包括脱水和慢性肾功能衰竭。降低因素包括水肿、急性分解状态、外科手术后、肝脏疾病、感染和透析等。

（3）血清转铁蛋白（TFN）：TFN 在肝脏合成，生物半衰期为 8.8 天，且体库较小，约为 5.29g。在高蛋白摄入后，TFN 的血浆浓度上升较快。TNF 的测定方法除放射免疫扩散法外，还可利用 TFN 与总铁结合力（TIBC）的回归方程计算。

（4）血清视黄醇结合蛋白（RBP）：RBP 在肝脏合成，其主要功能是运载维生素 A 和前白蛋白。RBP 主要在肾脏代谢，其生物半衰期仅为 10~12 小时，故能及时反映内脏蛋白的急剧变化。但因其反应极为灵敏，即使在很小的应激反应下，其血清浓度也会有所变化。胃肠道疾病、肝脏疾病等均可引起血清 RBP 浓度的降低。因此目前 RBP 在临床的应用尚不多，其正常值标准也未确定。

2. 氮平衡（NB）

是评价机体蛋白质营养状况的可靠与常用指标。氮平衡的计算要求氮的摄入量与排出量都要准确地收集和分析。氮的摄入包括经口摄入、经肠道输入及经静脉输入，其摄入量均可测定。最好采用经典的微量凯氏定氮法定量，亦可采用一些较新而方便的方法，如化学荧光法等测定。

3. 肌酐身高指数（CHI） 肌酐系肌肉中的磷酸肌酸经不可逆的非酶促反应，脱去磷酸转变而来。肌酐在肌肉中形成后进入血循环，最终由尿液排出。肌酐身高指数是衡量机体蛋白质水平的灵敏指标，其优点在于：①成人体内肌酸和磷酸肌酸的总含量较为恒定。②运动和膳食的变化对尿中肌酐含量的影响甚微。③经 K40 计数测定，成人 24 小时尿肌酐排出量与瘦体组织（LBM）量一致。④在肝病等引起水肿等情况而严重影响体重测定时，因为 CHI 不受此影响，故显得价值更大。

CHI 测定方法：连续保留 3 天 24 小时尿液，取肌酐平均值并与相同性别及身高的标准肌酐值比较，所得的百分比即为CHI。若 CHI>90% 为正常；80%~90% 表示瘦体组织轻度缺乏；60%~80% 表示中度缺乏；<60% 表示重度缺乏。

4. 血浆氨基酸谱 在重度蛋白质热量营养不良时，血浆总氨基酸值明显下降。不同种类的氨基酸浓度下降并不一致。一般来说，必需氨基酸（EAA）下降得较非必需氨基酸（NEAA）更为明显。在 EAA 中，缬氨酸、亮氨酸、异亮氨酸和甲硫氨酸的下降最多，而赖氨酸与苯丙氨酸的下降相对较少。在 NEAA 中，大多数浓度不变，而酪氨酸和精氨酸出现明显下降。个别氨基酸（如胱氨酸等）浓度还可升高。

（四）临床检查

通过病史采集及体格检查来发现营养素缺乏的体征。

1. 病史采集的重点

（1）膳食史，包括有无厌食、食物禁忌、吸收不良、消化障碍及能量与营养素摄入量等；

（2）心脏移植术后心肺功能、并发症等情况的评估，液体等摄入限量或耐受量；

（3）用药史及治疗手段，包括免疫抑制剂等；

（4）对食物的过敏及不耐受性等。

2. 体格检查的重点在于发现下述情况：

（1）恶液质；

（2）肌肉萎缩；

（3）毛发脱落；

（4）肝肿大；

（5）水肿或腹水；

（6）皮肤改变；

（7）维生素缺乏体征；

（8）必需脂肪酸缺乏体征；

（9）常量和微量元素缺乏体征等。

第三节　心脏移植术后合理膳食原则及食谱举例

　　由于心脏移植术中低流量、低灌注导致消化道灌注不良，术后低心排、低蛋白血症及电解质代谢紊乱等综合征都可诱发移植术后患者胃肠功能减退。而心脏移植术后早期大量免疫抑制剂的应用使肝肾功能欠佳，同时，由于心脏移植患者易出现心功能不全，静脉营养受到一定限制。因此，肠内营养是心脏移植术后早期营养支持的一种经济、有效、安全的方法。心脏移植后患者应给予高蛋白、低脂肪、低盐、高维生素、少渣，易于消化饮食，总能量应从低（20~25kcal/kg·d）到高（30kcal/kg·d）渐进补充，随心功能的恢复最后达到全量，采用少量多餐的形式，可以每日六餐。选择鸡蛋、牛奶、鱼类、虾类、新鲜蔬菜、水果等，对口服摄入较差者或不能进食者，应积极给予静脉营养或经鼻饲注入肠内营养制剂，以积极提高心脏移植受体抗感染的能力。

一、心脏移植术后合理膳食原则

（一）蛋白质

是组成人体各种组织细胞的最主要成分，它参与调解机体生理功能并且为机体提供能量。心脏移植术后，由于手术应激和大剂量激素的应用，蛋白质的分解加快，伤口创面及各种引流等使蛋白质需要量增加，而优质蛋白中的氨基酸对伤口愈合和预防感染有着非常重要的意义，所以移植术后补充蛋白质是非常重要的，建议每天蛋白质摄入量为 $1\sim2g/(kg \cdot d)$。

（二）脂肪

器官移植患者高脂血症的发生率较高，这与皮质类固醇影响脂质代谢有关。低脂饮食可以减少慢性排斥进展性移植物动脉硬化进展的速度。同时要控制胆固醇摄入，增加不饱和脂肪酸摄入。

（三）糖类

糖类又称碳水化合物，人体能量的 60% 来源于碳水化合物，每克碳水化合物在体内氧化可以释放出 16.7kJ 的能量，碳水化合物在体内氧化的速度非常快，能够及时供给能量，满足机体需要。心脏移植术后，由于患者体内的代谢，各种药物，如激素的应用，可能会诱导血糖升高，所以，在移植术后，一定要密切观察患者的血糖，使血糖控制在正常范围内。一般外科手术后的危重患者容易发生血糖升高，高血糖常常会诱发或者加重感染。一般在移植术后早期提供 $180\sim200g/d$ 的葡萄糖即可满足多数患者的需要。一般血糖正常的可以适当增加，但是最大量不超过 $300g/d$。

（四）维生素、矿物质

矿物质、维生素是人体不能合成的，它们参与人体的多项代谢。心脏移植术后患者由于不活动和利尿治疗而导致骨钙丢失，严重者可出现骨质疏松症，而钙又与心肌收缩密切相关，注意补充含钙丰富的食物；铁是合成血红蛋白的原料，铁的摄入不足会发生缺铁性贫血；锌是维持免疫系统完整性必不可少的，硒存在于所有免疫细胞中，补充硒可以明显提高机体免疫力而起到防病效果；维生素 C 缺乏会使毛细血管脆性增加；维生素 B_1 缺乏会使心肌水肿、肌纤维粗硬、血管充血、心脏扩张、肥厚，尤以右侧明显；补充维生素 B_6、B_{12} 和叶酸可以降低心血管疾病，维生素 B_6 参与脂肪代谢，维护血管内皮功能，减少血栓形成和炎症反应，心脏移植术后患者体内微量元素水平都会有所下降（摄入减少，消耗增大）。因此，对于呼吸机辅助时间比较长的危重患者，一般都会额外补充微量元素，可以维持正常血液的浓度，使其发挥正常的生理功能。

（五）饮食指导

1. 总能量　摄入由低到高，逐渐补足，防止心脏移植术后心脏负荷过重。

2. 控制脂肪与胆固醇的摄入　饱和脂肪和胆固醇主要来源于动物性食物如脑、鱼子、蟹黄、鱿鱼、墨鱼等，应减少这类食物的摄入。肉类尽量选择鱼肉、瘦肉，去油去皮；奶类可选择低脂或脱脂的牛奶代替全脂的牛奶。

3. 烹调油　采用植物油，不用动物油，可交替使用橄榄油、茶油或花生油等，每日用油量为 20~25g 为宜。

4. 食物中盐的摄入　每人每天盐的摄入量控制在 3~5g。

5. 补充新鲜蔬菜和水果　提供丰富的维生素、矿物质。

6. 少量多餐，不可过饥过饱

7. 可用豆制品代替部分肉类　血脂高的人，可以通过经常吃各种豆类食物来降低血浆胆固醇；

8. 其他　尽量少吃纯糖食物及其制品，像糖果、甜点心及可乐等碳酸饮料，心功能稳定后可吃适量粗粮。每天 50~100g，粗粮细做。

二、食谱举例（表5-5）：

表5-5 食谱举例

	周一	周二	周三	周四	周五	周六	周日
早餐	蛋卷 蒸蛋羹（半个蛋黄）	发糕 蒸蛋羹（半个蛋黄）	果酱包 香菇蒸水蛋（半个蛋黄） 肉松	发糕 煮鸡蛋（半个蛋黄） 山药粥 拌洋葱彩椒	小馒头 蒸蛋羹（半个蛋黄） 燕麦粥 拌豆丝娃娃菜	莲蓉包 煮鸡蛋（半个蛋黄） 红薯粥 拌腐竹芹菜	面包 蒸蛋羹（半个蛋黄） 红豆粥 拌海带丝香菜
上午加餐				脱脂酸奶	脱脂酸奶	脱脂酸奶	脱脂酸奶
午餐	鸡汤鸡茸小面片	青菜细切面 芙蓉鸡片	小馄饨 清蒸鳕鱼	菠菜小米面 鸡肉胡萝卜土豆丁	西红柿龙须面 虾仁西兰花 杏鲍菇	米饭 清蒸鲈鱼 清炒小白菜	小笼包 萝卜烩牛腩 炝炒圆白菜
午加餐	碎菜粥	花卷	二米粥	苹果	猕猴桃	芒果	火龙果
晚餐		烩南豆腐	丸子烩冬瓜	素包子 三鲜豆花	疙瘩汤 蒸白菜鸡肉卷	烧麦 鸡丝豆芽韭菜 蒸茄泥	米饭 豆腐炖泥鳅 香菇油菜
晚加餐					脱脂牛奶	脱脂牛奶	脱脂牛奶

第四节　心脏移植术后的营养支持原则

心脏移植术后，机体处于应激状态，代谢增快，机体抵抗力差，这时更需要维持机体营养，否则代谢紊乱只会加重患者的病情。术后正确的营养支持可以供给机体所需要的能量和营养素等，提高手术成功率，缩短平均住院日。

一、营养支持的时机及途径选择

目前对于心脏移植术后危重患者的营养支持治疗尚没有一个公认的统一标准和方案。由于心脏移植术后的危重症患者循环状态不稳定，对循环负荷的改变非常敏感，往往要求严格而精确地控制出入量平衡。考虑到心脏移植手术后早期的急性应激反应，开始营养支持治疗的时机一般选择在术后 48~72 小时。给心脏移植术后患者的营养支持应在充分复苏、获得稳定的血流动力学状态、纠正严重的代谢紊乱的前提下及早开始。这是因为在组织低灌注状态下，往往伴有细胞缺血、缺氧，并导致线粒体功能障碍，此时任何形式的营养供给都会加重机体代谢紊乱、组织的缺血缺氧和脏器功能损害，对预后造成不利影响。

心脏移植术后营养支持的途径取决于所移植后心脏的功能、患者的胃肠道功能、饮食能力及营养需求。临床上根据心脏移植术后的具体情况选择不同途径的营养支持方式，主要包括肠内营养（enteral nutrition，EN）和肠外营养（parenteral nutrition，PN）两个方面。

二、肠内营养原则

合理的肠内营养治疗对提高机体抗感染能力以及耐受免疫抑制剂治疗能力有着重要意义。由于心脏移植术后早期患者服用免疫抑制剂，肝、肾功能往往欠佳。同时，心脏移植患者易出现右心功能不全，每日液体量要低于 1000ml。因此，静脉营养受到一定的限制，胃肠道营养治疗更显重要。

1. 由于移植术后的手术应激、激素应用等对营养的需求量增加，营养支持目标量为能量 30~35kcal/（kg·d），蛋白质 1.5~2g/（kg·d），并补充充足的维生素和矿物质，尤其是钾、磷、镁、铁和锌等，维持水电解质平衡。

2. 喂养途径的选择，可根据患者实际情况经口口服、鼻胃管、鼻空肠管等方式，最常见的途径为鼻胃管。

3. 术后早期，患者由于气管插管和应用免疫抑制剂引起的胃肠道反应，食欲降低，进食受限，可通过肠内营养提供，遵循由少到多，逐步达标的原则。可先试用温水、生理盐水或糖盐水 500ml 经过胃管缓慢滴注，持续 5 小时以上，完毕后 2 小时回抽胃内容物小于 150ml，即可开始肠内营养。

4. 刚开始肠内营养输注时要注意营养液的浓度要低、渗透压不宜过高，输入速度应由 20~30ml/h 开始，总量要小于或者等于 500ml/d，视患者胃肠耐受情况，逐步增加营养液的浓度总量以及输注速度，直到满足营养供给目标量。

5. 注意肠内营养支持的护理，营养液的温度以 37~40℃为宜、喂养时患者身体仰卧的角度 30°~45°、输注的速度最高不宜超过 200ml/h，并要注意监测患者的水电解质酸碱平衡、血糖、胃肠耐受及肝肾功能等。

6. 注意把握肠内营养启用的适应症，若患者经过肠内营养支持时胃肠耐受差或者短期内难以达到营养供给目标量，需要考虑增加补充性肠外营养（supplementary parenteral nutrition, SPN）甚至是改用全肠外营养（total supplementary parenteral nutrition, TPN）。

三、肠外营养支持原则

心脏移植术后，大多数患者经过短暂的肠内营养支持就可以过渡到经口饮食，但也有少数术后出现严重并发症、胃肠功能差或者其他器官功能异常而需要采用肠外营养支持的情况。

（一）能量供给方法与时机

术后早期是高度应激期，营养治疗的作用在于保持内稳态的稳定，供给机体基本的能量与营养底物，降低应激反应，可给予低能量供应，由少到多逐渐增加，一般能量供应在 20~25kcal/（kg·d），不宜超过 30kcal/（kg·d）。

在并发症出现期，营养治疗在保持内稳态稳定的基础上，增加能量的供应量，以供给机体组织愈合、器官功能恢复及免疫调控。在并发症出现时，营养治疗不宜停，但可根据应激的情况和心肺、肝肾等功能来改变热氮比、糖脂比，能量控制在 30kcal/（kg·d）为宜。严格控制血糖水平，控制并发症，同时增加脂肪乳剂的应用，适当增加氮量，达到维持机体代谢的需求。

在康复期，营养治疗应有补充的作用。除维持机体代谢所需的基本能量外，还需增加部分能量，如能量为 35kcal/（kg·d），以求达到适度的正氮平衡，补充机体在前一阶段的损耗，促进体力的恢复，加快患者的康复。并视患者胃肠道功能尽快启用 EN，或者 PN 和 EN 联用。

（二）氮

在术后早期及并发症出现期，供给氮量 0.2~0.24g/（kg·d），过高并不会增加氮潴留，相反还会增加机体的负荷。到了康复期，摄入的氮量可以更高些，达到 0.24~0.32g/（kg·d）的氮量，以达到正氮平衡的营养治疗效果。一般情况下热氮比为 100~150∶1。对于创伤感染患者还可适当增加氮量，降低非蛋白能量；肾衰和氮质血症患者热氮比 300~400∶1 较为适宜。

（三）糖类

糖类是供给能量最经济、最有效的营养素，由于机体的糖原储备有限（禁食 24 小时后耗竭）。因此每日提供的葡萄糖量不应低于 120g。一般葡萄糖推荐量不宜超过 4~5g/（kg·d），占总能量比例不超过 50%，否则过量的葡萄糖集中在肝脏，可导致肝脏脂肪浸润，同时葡萄糖的呼吸熵较脂肪、蛋白质高，过多摄入会增加通气需求，加重呼吸系统负担。

（四）脂肪

术后早期由脂肪提供 40%~60% 非蛋白质能量。在康复期，由脂肪提供 50% 非蛋白质能量。一般患者应用 1~3g/kg 的脂肪乳剂是安全的。此外，脂肪的呼吸商比较低，可以减少通气需求量，减轻对呼吸系统的压力。

（五）微量营养素

应激时抗氧化剂消耗增多，体内抗氧化维生素（维生素 C、E、A）的含量明显下降，使机体的抗氧化能力减弱。因此，应该增加抗氧化维生素的供应。根据水电解质监测情况给予矿物质。

（六）液体量

需要根据患者术后的心功能、肾功能和尿量来决定。

第五节　心脏移植术后合并症的营养管理

心脏移植是目前治疗心脏衰竭终末期的最佳治疗方案，但是手术后出现的多种并发症是导致移植失败的重要原因，而且并发症各式各样，各个系统都可能发生，并非独立存在，如果不及时预防和处理，可能会造成恶性循环。而术后营养支持，特别是术后严重并发症的营养管理，对于提高心脏移植成功率和加速患者康复具有重要的临床意义和社会价值。

心脏移植术后常见的并发症有感染、右心功能不全、急性肾功能衰竭及排斥反应等。除了积极从病因上预防和治疗并发症外，营养也起到了非常重要的作用，下面就介绍一下心脏移植术后常见并发症的营养管理。

一、感　染

感染是心脏移植术后最常见的并发症之一，以肺部感染及血液感染多见，是移植后死亡的主要原因。

多种因素可能导致感染的发生

1. 多因素导致心脏移植患者术后免疫功能低下如术前体质虚弱，手术的重大打击，术后气管插管、机械通气、中心静脉和外周动脉插管、胸腔及心包引流、留置导尿等创伤性处置损伤了患者的皮肤、黏膜，导致机体屏障功能下降，病菌通过表面屏障进入机体；

2. 引起外源性感染，术后常规进行免疫抑制治疗；

3. 患者体内菌群失调，增加机会性致病菌感染机会；

4. 患者有易感因素，如术前有肺部感染、长期吸烟史或合并糖尿病；

5. 医务人员在治疗及护理过程中消毒、隔离、无菌操作等不严格；

6. 环境因素致院内获得性感染率增加。

首先，对于拟行心脏移植患者要积极治疗和控制术前存在的合并症，控制易感因素、减少患者移植后环境暴露因素，也要合理选择抗排斥反应的免疫抑制剂。

当然，心脏移植患者术前、术后加强营养也必不可少。心脏移植患者术前长期心功能差，胃肠道淤血，肝脏功能障碍。患者消化不良，一般进食差，营养物质不能有效摄取和吸收，长期会导致营养状况差，身体较为虚弱，机体对病原体的抵抗力会下降，术后容易发生感染性疾病，因此定期进行营养筛查和评估是非常有必要的，对于存在营养风险或者营养不良的患者，首先进行饮食调整供给充足的能量、增加优质蛋白的摄入、低脂肪、高碳水化合物及维生素的摄入，食物选择鸡蛋、牛奶、鱼类、虾类、豆制品及蔬菜水果等。并采用少量多餐的形式，烹调制成软烂易消化的食物，建议记录饮食日记，并通过营养专业人员评估膳食摄入情况，如调整饮食后经口摄入还不足，可以采用口服营养补充方式给予加强。

心脏移植患者术后合并感染机体的基本代谢反应具有以下特点：能量代谢增高；蛋白分解代谢加速，氨基酸由骨骼肌向内脏转移；糖代谢紊乱；显著的内分泌改变；脂肪代谢紊乱；维生素和微量元素变化；体重降低等。所以营养支持的目的是提供代谢所需的能量与营养物质，维持组织器官结构和功能，患者只有在恢复阶段，才能逆转负氮平衡，所以营养支持必须在血流动力学稳定的情况下才能进行。对于危重患者合并感染应激期，营养支持的能量目标可以先设定为 $20 \sim 25 kcal/(kg \cdot d)$，在应激与代谢状况稳定后，能量供给量需要可适当增加至 $25 \sim 30\ kcal/(kg \cdot d)$。在手术后，蛋白质的分解代谢会持续存在，如合并感染蛋白质分解代谢超过合成代谢，肌肉组织分解，糖异生作用加强，血糖升高，而且早期这种负氮平衡不易由外源性蛋白质补充来纠正。所以，蛋白质的供给建议 $1.0 \sim 1.2 g/(kg \cdot d)$，并且供给三分之一以上的应为优质蛋白。并且应结合生化检测指标补充电解质，特别是钾、钠、钙、镁、磷等。微量元素的补充应结合营养状况、临床特征及评估营养摄入情况，按照每日需要量补充。营养支持方式上，只要患者胃肠功能正常，首先选择肠内营养支持（包括口服营养补充），经胃肠道不能达到营养需求量的患者，可以采用肠外营养支持或者肠内肠外营养联合应用。

二、右心功能不全

（一）主要因素

心脏移植术后右心功能不全也是常见的并发症之一。主要与以下因素有关：

1. 肺动脉高压　晚期心脏病患者多伴有程度不同的肺动脉高压，这与心脏移植受体术前长期左心衰有关。

2. 供、受者的匹配　选择供、受者时，除血型及淋巴细胞毒抗体试验阳性率（PRA）等匹配外，性别与体重也与术后心功能恢复有一定关系。

3. 受者术前心功能差。

4. 供心心肌保护等。

（二）右心功能不全的营养支持

对于移植术后出现右心衰的患者，积极治疗，术后早期应用舒张肺血管药物，降肺动脉压，适当应用强心、利尿治疗等临床治疗措施，通常可以控制。与此同时营养支持也不可忽视，营养支持的目的就是减轻心脏负荷，供给心肌充足的营养，保护心脏功能，调节水和电解质的平衡，预防和减轻水肿。此时，营养支持原则如下：

1. 减轻心脏负荷，包括减轻体力活动，控制总能量，维持理想体重。蛋白质的特殊动力作用增加心脏额外的能量要求，因此主张每公斤体重蛋白质控制在0.8g。脂肪在胃内停留时间较长，不易消化，使胃容易胀满，建议每日膳食总脂肪不超过60g。其余能量主要由碳水化合物供给，但少用甜食。

2. 减轻钠、水潴留，应限制钠盐，根据充血性心力衰竭的轻、中、重的程度，分别限制钠盐每日2000mg、1000mg和500mg（相当于食盐5克，2.5克及1.3克）。心力衰竭时水的潴留继发于钠潴留，限钠的同时勿需严格限制液体量，一般主张每日液体量在1000~1500ml，根据季节与病情增减。

3. 注意电解质的平衡，特别是钾、钙、镁应该根据监测水平及时补充。

4. 维生素应充足，包括B族维生素和维生素C等。

5. 少食多餐，减少胃胀满感。

6. 若经强化营养教育和咨询指导后，患者通过经口摄食仍然不能达到目标营养摄入量，推荐使用肠内营养支持，宜采用高能量密度（1.5kcal/ml）的肠内营养制剂，减少输入的液体总量，有利于减轻心脏负担，同时注意添加谷氨酰胺、ω-3脂肪酸、维生素C和维生素E等抗氧化剂和免疫调节剂。

7. 当患者肠内营养支持禁忌，只能采用肠外营养支持，建议非蛋白能量20~25kcal/（kg·d），糖脂比为6∶4，氮热比为1g∶100~150kcal。肠外营养以中心静脉输注为主，在24小时内均匀输入，减缓输入速度，减轻心脏负担。肠外营养支持大于1周时建议添加谷氨酰胺。

8. 营养支持前后注意密切监测与心脏相关的指标，包括血脂、中心静脉压、水电解质和酸碱平衡、尿量、24小时出入量等。并根据病情及时调整方案。

三、急性肾功能衰竭

（一）主要因素

急性肾功能不全是心脏手术后较常见的并发症之一，其发生率占手术患者的2%~5%，病死率为40%~80%。严重者可发生急性肾功能衰竭，原因主要有：

1. 心脏移植术前患者即有不同程度的肾功能不全，其原因与术前长期心功能不全导致肾脏灌注不足及高血压病、糖尿病肾损害等有关；

2. 体外循环肾脏低灌注压及手术创伤打击；

3. 术后肾脏低灌注；

4. 血管活性药物的使用，如大剂量去甲肾上腺素及多巴胺的使用；

5. 肾毒性药物的使用；

6. 重度肺部感染、急性排斥反应等引起全身炎症反应致肾损害；

7. 大剂量糖皮质激素使用致水钠潴留，不利于肾功能的恢复等。

（二）急性肾功能衰竭的营养治疗的原则

1. 心脏术后合并急性肾功能衰竭，营养支持应依据个体营养状况、肾功能状况、病程不同阶段、分解代谢状况和临床治疗措施进行调整。营养支持的目的是维持或改善营养状况，避免加重代谢紊乱，促进机体伤口愈合，提供免疫功能和其他功能恢复。营养素供给量可以参考表5-6。

表5-6　急性肾功能衰竭营养素供给量

营养素	供给量
能量	$25 \sim 35 Kcal/(kg \cdot d)$，避免给予过高的能量
蛋白质	$UNA \leqslant 4 \sim 5g/d$：$0.10 \sim 0.30g/(kg \cdot d)$ +EAA10~20g/d（酮酸） $UNA>5g/d$：$1.0 \sim 1.2g/(kg \cdot d)$（血透）；$1.2 \sim 1.5g/(kg \cdot d)$（腹透）；优质蛋白2/3以上
矿物质、维生素和水	血钾应在：$3.5 \sim 4.0mmol/L$，磷摄入$450 \sim 700mg$ 水的摄入量≤出量+不显性失水-300ml代谢水

2. 对于病情较轻的患者，通过教育和调整患者的饮食，尽量满足患者营养素的需求。

3. 无法经口进食又无肠内营养禁忌症的患者，可以考虑通过置管的方式进行肠内营养支持。

4. 对于病情较重的患者首先选择管饲肠内营养支持，需要限制总蛋白质时，可采用低蛋白型肠内营养制剂。

5. 患者不能肠内营养支持或者饮食摄入无法保证足够的营养素时，可以选择静脉营养支持。

第六节　心脏移植术后长期营养管理

心脏移植术后长期营养管理的目标包括维持健康理想体重

和防止其他营养相关并发症的发生，常见的术后长期营养障碍包括肥胖、高脂血症、高血压、糖尿病和骨质疏松症。研究表明这些并发症常见于接受以环孢素为基础的免疫抑制疗法的患者。

肥胖是器官移植术后最常见的营养并发症，肥胖可导致或加重高血压，引起高脂血症、糖尿病等，术后肥胖还可导致患者出现其他并发症，如脏器功能不全。导致术后肥胖有多种因素，移植前或患病前的体重是决定术后是否肥胖的主要因素之一，有肥胖病史的患者，移植术后很易发生肥胖。其他导致移植术后体重过度增加的因素有类固醇激素所引起的饥饿；长久静坐的生活方式；移植前饮食限制的去除，健康恢复的感觉以及随心所欲的进食方式；尤其使用环孢素进行免疫抑制的移植患者高血压的发生率为60%~80%。再者，接受脏器移植的患者发生骨质疏松的风险增加，原因是在移植后皮质激素加速骨小梁的丢失，类固醇激素会改变性激素的分泌、影响钙的吸收、维生素D吸收、肾脏钙和磷的分泌及骨的形成与再吸收，环孢素可引起高转化的骨质减少，故移植术后骨的矿物质丢失可增加15至30倍。

为预防移植术后出现长期营养障碍，在营养管理过程把握以下原则：

1. 维持健康适宜的体重　常用体重指数来衡量体重是否适宜，体重指数（BMI）（kg/m²）=体重（kg）/身高的平方（m²），判断标准为：BMI<18.5为体重过低；BMI=18.5-23.9为正常；BMI=24-27.9为超重；BMI>28为肥胖。

2. 合适的能量摄入　一天所需要的总能量（kcal）=体重（kg）×每公斤体重所需要的能量（kcal/kg）（参见表5-7）

表 5-7　成人每日能量供给量表（kcal/kg）

体型	卧床	轻体力劳动	中体力劳动	重体力劳动
消瘦	20~25	35	40	40~45
正常	15~20	30	35	40
超重或肥胖	15	20~25	30	35

注：公式中体重选择：BMI 在正常范围内，采用实际体重；BMI 不在正常范围内，采用理想体重

3. 合理选择主食，提倡粗细粮搭配　粗粮中含有较多的膳食纤维，可缩短食物通过小肠的时间，减少胆固醇的吸收，降低血中胆固醇水平。因此建议每天 2 份粗粮、3 份细粮比较合理，粗粮可选燕麦、荞麦、玉米、小米、紫米、高粱米等。尽量少吃纯糖食物及其制品，如糖果、蜜饯、巧克力、冰激凌、甜点心及可乐等碳酸饮料。

4. 控制脂肪与胆固醇的摄入，适度摄取蛋白质，合理选择动物性食品　动物性食品中富含饱和脂肪酸与胆固醇，这两者摄入过量，是导致高血脂的主要膳食因素。蛋白质是合成骨基质的物质，对恢复已丢失的骨质不可缺少；过量蛋白质及脂肪也会增加尿钙的排出和影响钙质的吸收。饱和脂肪和胆固醇主要来源于动物性食物如肥肉、动物内脏（如脑子、脊髓、鱼子、蟹黄等）、贝壳类（如蚌、螺蛳等）和软体类（如鱿鱼、墨鱼等），应减少这类食物的摄入，选择低脂肪、低胆固醇的食物。肉类尽量选择瘦肉，去油去皮，建议每周吃 2 次水产品；奶类可选择低脂或脱脂的牛奶代替全脂的牛奶，每天250 毫升；高胆固醇血症者，蛋黄一周不超过 2 个；可用大豆及其制品来代替部分肉类，对降低胆固醇有利。此外，烹调菜肴时，尽量不用动物油，如猪油、牛油、羊油等，可交替使用橄榄油、茶油或花生油等植物油，每日用油量为 20 ~ 25g为宜。

5. 多吃富含维生素、无机盐的食物　应多吃鲜果和蔬菜，它们含维生素 C、无机盐和纤维素较多，能够降低甘油三酯、促进胆固醇的排泄。此外多食用蔬菜还可增加饱腹感，利于减少能量的摄入，最好每天进食新鲜蔬菜达 1 斤以上，并注意增加深色或绿色蔬菜比例。可适当食用水果，应选择含糖量较低的水果，如橙子、苹果、猕猴桃、樱桃等。

6. 减少食物中盐的摄入　每人每天盐的摄入量控制在 3~5 克，吃盐过多会导致血压升高，而控制盐量的摄入有利于降低和稳定血压，咸菜、豆酱、香肠、腌肉等腌制品最好不吃。

7. 保证充分钙的摄入　推荐成人钙摄入量为每日 800mg，中老年人每日 1000mg。奶制品是钙摄入的最佳来源，其他含钙食物来源有：虾皮、小鱼、豆腐、豆类、种子、坚果、绿叶蔬菜等，必要时可采用钙剂或钙强化食品来补充，但总钙摄入量不超过 2000mg。

8. 供给维生素 D　一般钙制剂不易被人体吸收，维生素 D 能促进钙在肠道内吸收。所以建议补钙时应进食含维生素 D 丰富的食物如鱼肝油、动物肝脏、蛋黄、瘦肉、牛奶等。

9. 减少高磷食物摄入　长期摄入过多的磷，可损害钙磷的平衡机制，钙磷比值<1∶2 时，会使骨骼中的钙溶解和脱出增加，因此膳食中的磷摄入要适量，适宜的摄入量为 700mg/天，建议保持 1∶1 或 2∶1 的水平。

10. 戒烟限酒，避免咖啡因的摄入过多　吸烟会影响骨峰的形成，过量饮酒不利于骨骼的新陈代谢，喝浓咖啡能增加尿钙排泄、影响身体对钙的吸收。

11. 养成规律良好的饮食习惯　每日三餐要定时定量，不要忽略早餐，每餐不要吃得过饱，以吃八分饱为好，特别是晚餐，避免用零食代替正餐；吃饭时细嚼慢咽；进食时不参与其他活动如看电视、阅读报纸等；适当的户外活动和日照，并进行适度的体育锻炼。

参考文献

1. Boerner B, Shivaswamy V, Goldner W, et al. Management of the Hospitalized Transplant Patient. Curr Diabetes Rep. 2015；15（4）：9.
2. Blaser AR, Starkopf J, Alhazzani W, et al. Early enteral nutrition in critically ill patients：ESICM clinical practice guidelines. Intens Care Med. 2017；43（3）：380-398.
3. Ross HJ, Law Y, Book WM, et al. Transplantation and Mechanical Circulatory Support in Congenital Heart Disease A Scientific Statement From the American Heart Association. Circulation. 2016；133（8）：802-820.
4. McClave SA, Taylor BE, Martindale RG, et al. Guidelines for the provision and assessment of nutrition support therapy in the adult critically ill patient：Society of Critical Care Medicine（SCCM）and American Society for Parenteral and Enteral Nutrition（A. S. P. E. N.）. J Parenter Enteral Nutr. 2016；40（2）：159-211.
5. 李燕君，曾珠. 心脏移植护理学. 北京：人民卫生出版社，2014.

附

低脂食谱举例

食谱一：

早餐：鲜牛奶 250g 冲麦片 25g

煮鸡蛋白 1 个（30g）

炝圆白菜丝（60g）

面包 2 片（面粉 40g）

午餐：氽丸子冬瓜（猪瘦肉 50g，冬瓜 50g）

肉片西芹百合（猪瘦肉 50g，西芹 80g，百合 25g）

素炒豆芽韭菜（豆芽 100g）

米饭（大米 75g）

小窝头 1 个（玉米面 25g）

下午加餐：香蕉 1 个（150g）

晚餐：清蒸鲈鱼（75g）

素炒三丝（土豆、胡萝卜、柿椒各 50g）

馒头 1 个（面粉 50g）

二米南瓜粥 1 碗（大米 15g，小 米 10g，南 瓜 50g）

晚上加餐：白面包 30g

全天烹调油 25g，盐 5g。

营养成分小标签 1	
能量	1716kcal
蛋白质	75g
脂肪	42g
碳水化合物	259g
胆固醇	204mg
膳食纤维	12g

食谱二：

早餐：豆浆 200ml

煮鸡蛋 1 个

拌菠菜花生米（菠菜 75g，花生 10g）

花卷 1 个（面粉 50g）

午餐：肉丝青菜面条（猪瘦肉 25g，小白菜 25g，面粉 50g）

牛肉丝葱头（牛肉 50g，洋葱 80g）

素炒青笋木耳（青笋 100g，木耳 10g）

紫米馒头 1 个（黑米面、小麦粉各 25g）

营养成分小标签 2	
能量	1712kcal
蛋白质	73g
脂肪	48g
碳水化合物	249g
胆固醇	425mg
膳食纤维	16g

下午加餐：葡萄 150g

晚餐：肉丝扁豆丝（猪瘦肉 50g，扁豆 100g）

烩西红柿菜花（西红柿 50g，菜花 75g）

馒头 1 个（面粉 30g）

烤红薯 1 个（100g）

小米粥 1 碗（小米 15g）

晚上加餐：酸奶 200g

全天烹调油 25g，盐 5g。

食谱三

早餐：牛奶燕麦粥（鲜牛奶 250ml，燕麦片 20g）

拌木耳丝（50g）

小笼包子 3 个（面粉 50g，猪瘦肉 30g，大葱 30g）

午餐：白灼虾（海白虾 75g）

肉末茄子（猪瘦肉 25g，茄子 100g）

蒜茸西兰花（80g）

米饭（大米 100g）

西红柿蛋花汤（西红柿 25g，鸡蛋 10g）

下午加餐：苹果 1 个（150g）

晚餐：水饺（猪肉 75g，白菜 125g，面粉 100g）

蒜茸油菜（75g）

晚上加餐：黄瓜 1 个（120g）

全天烹调油 25g，盐 5g。

营养成分小标签 3	
能量	1757kcal
蛋白质	80g
脂肪	45g
碳水化合物	258g
胆固醇	291mg
膳食纤维	11g

食谱四：

早餐：豆浆 200g

　　　煮鹌鹑蛋 2 个

　　　拌莴笋丝（70g）

　　　金银卷 1 个（小麦粉、玉米粉各 30g）

午餐：红烧平鱼（75g）

　　　炒鸡丁柿椒丁（鸡胸脯肉 25g，柿椒 75g）

　　　素炒小白菜（130g）

　　　米饭（大米 100g）

　　　西红柿紫菜汤（西红柿 30g，紫菜 2g）

下午加餐：猕猴桃 2 个（150g）

晚餐：肉末西葫芦（猪瘦肉 25g，西葫芦 100g）

　　　小白菜豆腐汤（小白菜 75g，豆腐 100g）

　　　青菜汤面（面粉 75g，油菜 20g）

　　　小窝头 1 个（玉米面 25g）

晚上加餐：酸奶 200g

　　　全天烹调油 25g，盐 5g。

营养成分小标签 4	
能量	1709kcal
蛋白质	75g
脂肪	48g
碳水化合物	244g
胆固醇	174mg
膳食纤维	15g

食谱五：

早餐：鲜牛奶 250g

　　　炝白干柿椒丝（白干 25g，柿椒 50g）

　　　馒头（面粉 50g）

午餐：清炖排骨海带（排骨 75g，海带 75g）

　　　肉丝茭白（猪瘦肉 50g，茭白 100g）

蒜茸油麦菜（100g）

米饭（大米 100g）

下午加餐：梨 150g

晚餐：肉丝蒜苗木耳（猪瘦肉 50g，
　　　蒜苗 100g，木耳 5g）

　　　蒜茸丝瓜（100g）

　　　花卷（75g）

　　　紫米粥 1 碗（大米 15g，黑
　　　米 10g）

晚上加餐：蒸山药 75g

　　　全天烹调油 25g，盐 5g。

营养成分小标签5	
能量	1773kcal
蛋白质	70g
脂肪	55g
碳水化合物	250g
胆固醇	234mg
膳食纤维	13g

食谱六

早餐：鲜牛奶 250g 冲麦片 20g

　　　拌西芹（50g）

　　　小包子 2 个（面粉 40g，猪肉 20g，大葱 20g）

午餐：红烧鸡块土豆（鸡块 75g，
　　　土豆 80g）

　　　肉丝苦瓜（猪瘦肉 50g，苦
　　　瓜 100g）

　　　香菇油菜（香菇 10g，油菜
　　　100g）

　　　米饭（大米 100g）

　　　黄瓜鸡蛋汤（黄瓜 30g，鸡
　　　蛋 30g）

下午加餐：桃子 1 个（150g）

营养成分小标签6	
能量	1815kcal
蛋白质	78g
脂肪	46g
碳水化合物	272g
胆固醇	220mg
膳食纤维	16g

晚餐：肉丝豇豆（猪瘦肉 50g，豇豆 100g）

蒜茸菜心（100g）

馒头 1 个（面粉 75g）

蒸芋头（100g）

晚上加餐：西瓜 200g

全天烹调油 25g，盐 5g。

食谱七

早餐：豆浆 200ml

煮鸡蛋 1 个（50g）

蒜茸小白菜（小白菜 50g）

发面饼 1 个（面粉 50g）

午餐：清炖羊肉胡萝卜（羊肉 50g，胡萝卜 75g）

肉丝豆角（猪瘦肉 25g，豆角 75g）

醋溜大白菜（100g）

米饭（大米 100g）

下午加餐：樱桃个（150g）

晚餐：小馄饨（面粉 50g，猪瘦肉 25g）

牛肉末山药（牛肉 50g，山药 100g）

素烩西红柿茄片（西红柿 75g，茄子 100g）

馒头 1 个（面粉 50g）

晚上加餐：酸奶 200g

全天烹调油 25g，盐 5g。

营养成分小标签 7	
能量	1791kcal
蛋白质	78g
脂肪	48g
碳水化合物	263g
胆固醇	435mg
膳食纤维	14g

第六章

儿童先心病术后的
营养管理

　　先天性心脏病是胚胎时期心血管发育异常而造成的畸形疾病。随着医学检查技术的不断提高，先心病患儿的检出率在不断增加，据统计，我国每年新增的先心病患儿约有 16 万。由于出生后心脏功能较差，先心病患儿在术前存在不同程度的营养不良。现在的研究证实，营养不良是有效评估住院患儿结局和预后的一项重要因素；重症患儿，如先天性心脏病，易患有营养不良，这不但可能增加先心病患儿围手术期间多种并发症的发病风险甚至是死亡风险、延长先心病术后患儿的恢复时间，而且可能导致患儿远期出现发育落后。越来越多的证据表明，为先天性心脏病患儿提供早期合理的营养支持有助于患儿恢复。因此，基于先心病术后患儿独特的生理和代谢特点制定科学合理的营养管理方案。

第一节　儿童先心病术后的营养
代谢特点及婴儿喂养技术

　　营养和发育不良在先天性心脏病（congenital heart disease，CHD）儿童中非常常见。先天性心脏病患儿由于发绀、低氧、充血性心衰和肺动脉高压等血流动力学改变致心功能不全，静脉淤血，肠道功能紊乱，蛋白质消化吸收不良，并且总能量消耗远超过正常婴幼儿的消耗水平。先天性心脏病患儿术后分解代谢增强，对营养的需求增加，如果加上液体限制，消化道耐受差以及术后并发症，则会加重营养不良。长期的营养不良使得先天性心脏病患儿手术风险增加，术后伤口愈合延迟，并发感染的可能性增加。因此，重视并纠正先天性心脏病儿童的营养不良非常重要。

儿童是处于快速生长发育的特殊人群，儿童体格发育是评价儿童营养状况的一个重要指标。患先心病的婴幼儿往往体格发育会受到严重影响，2013 年李荣等研究显示，460 例先天性心脏病患儿入院时高度营养风险的发生率为 32.2%，中度营养风险发生率为 67.8%；其中 48.5% 高度营养风险患儿发生在 0~1 岁。目前先天性心脏病手术日趋低龄化和复杂化，强调在新生儿或婴幼儿纠正心脏畸形，使患儿健康成长。但文献报道，新生儿、早产儿、低出生体重儿术后的并发症和死亡率高于其他人群，新生儿的住院死亡率高于其他年龄组的 1.89 倍。所以从事儿童先心病专业的工作人员要熟练掌握婴幼儿体格发育规律、母乳喂养技术与营养不良的判断，努力改善患儿营养状况，促进术后康复。

儿童先心病术后的营养代谢特点

由于儿童心脏手术复杂、难度大，手术的创伤使得机体代谢率上升，能量消耗也会增加。先心病患儿术后体内存在着多种营养素代谢紊乱的情况，主要表现为对蛋白质和能量的代谢异常，如蛋白质分解增加，但蛋白质或能量摄入受限。而且患儿机体对蛋白质的合成重新调控，增加急性期蛋白合成，反而降低结构蛋白合成。此外，对糖和脂的不耐受性增加。所以，只有知晓先心病术后患儿的营养代谢特点，才能为其制定合理的营养支持方案。

先心病患儿体内存在明显的系统炎症反应，在炎性介质释放的同时多种反调节激素水平上调。患儿体内异常升高的儿茶酚胺、肾上腺皮质醇和胰岛素水平可诱发胰岛素抵抗及异化作用。这种应激反应可导致多种营养素代谢异常。

(一) 蛋白质代谢特点

蛋白质的代谢作用对于先心病患儿术后伤口的愈合和康复至关重要。在急性期阶段，机体将动员储存的蛋白质分解从而补充氨基酸池中的游离氨基酸以促进糖异生作用，结果可导致负氮平衡并进一步分解肌肉。通常情况下，婴儿每日蛋白摄入量 2~3g/kg、儿童每日蛋白摄入量 1.5g/kg 可避免负氮平衡以及促进组织修复。而早产儿每日需增加蛋白摄入量至 4g/kg。尽管该目标量蛋白可满足机体蛋白需要，但是仍不足够逆转代谢和激素异常而诱发的肌肉分解。

(二) 碳水化合物和脂类代谢特点

先心病术后机体对碳水化合物的代谢作用增加，碳水化合物转换生成作用增强，同时将动员储存的葡萄糖，并通过糖原异生合成葡萄糖以满足机体对葡萄糖的需求并预防低血糖。碳水化合物摄入过剩则在体内转化为脂肪，在该转化过程中将增加产热作用，产生大量二氧化碳和增加每分通气量。过度喂养的婴幼儿术后需要更多的通气支持从而可能更加依赖呼吸机的作用。即使对重症患儿，脂类仍是主要的供能来源。虽然脂类物质分解代谢作用增强，但是酮体仍维持较低水平。这是因为尽管出现胰岛素抵抗，异常升高的胰岛素水平抑制了生酮作用。

(三) 能量代谢特点

以往认为，先心病术后或其他重症患儿体内存在明显的炎症反应和应激反应，处于高代谢的状况。然而，最近的研究结果显示这些重症患儿每天的静息能耗一般在 40~70kcal/kg。虽然静息能耗存在明显的个体差异，但是对于重症患儿而言，这部分人群的静息能耗波动较小。然而许多因素，像体温升高，热量需求增加，镇静剂用量较少，病情较重等都可导致静息能耗增加，但是这与肌肉松弛对患儿的影响并不一致。较重的疾病，特别是心脏手术，意味着机体内部存在系统性炎症反应，而后者是预测基础能耗的一个独立因素。

第二节　儿童先心病术后的营养风险筛查和营养状态评估

欧洲肠外肠内营养学会（European Society for Parenteral and Enteral Nutrition，ESPEN）定义营养风险筛查是一个快速而简单的过程，它可以根据患儿当前的或潜在的营养状态和代谢状态来预测其营养状况的发展趋势，从而使临床医生可根据其结果制定出合理的营养计划。美国肠外肠内营养学会（American Society for Parenteral and Enteral Nutrition）定义，营养风险筛查是一个识别患者的营养状态变化的一个动态过程，它通过判断一个个体是否存在营养不良，或是否存在营养不良的风险来决定该患者是否需要进行详细的营养评估。两者的定义虽不尽相同，但都强调了营养风险筛查工具的预见性，即其应该具有辨别出潜在的营养不良风险的功能。营养风险筛查与营养状态评估既相互联系又相互区别。

一、儿童先心病术后的营养风险筛查

营养风险筛查是一个简捷的过程，它是由有资格的专业人士来执行的。主要包括以下内容：①现在的状况如何？②这种状况是否稳定？③这种状况会变得更糟吗？④疾病过程会加速营养不良吗？

营养风险筛查是一个识别患者营养状态变化的动态过程。营养状态评估则是一个相对较长的过程，它像其他的诊断一样，是根据饮食史、现病史、体格检查和相应的实验室

检查做出的综合判断。一个完整的营养评估包括人体测量学、饮食摄入基本情况、疾病情况、饮食相关行为习惯（喂养习惯、饮食习惯）等要素。这些可以通过详细的营养评估来明确干预措施，营养状态评估在反映患者的营养状况的同时也在一定程度上反映其现患疾病的严重程度；营养风险筛查是确定患者有无营养问题的第一步，当筛查认为患者存在营养风险时，则需要进行更全面的营养状态评估，以便通过更加详细地检查进一步确定这些患者的营养问题是否需要临床干预。

营养不良在儿童先心病中普遍存在，且往往会伴随严重的后果，例如会使患儿的感染率和病死率增加，使其住院时间延长，从而导致额外的医疗费用。随着营养筛查工具的发展，其在成人的营养问题方面起到了越来越大的作用。近几年某些营养筛查工具渐渐在儿科展开应用，但是依然缺乏公认的营养风险筛查工具。其可靠性需要依赖对儿科学营养知识的掌握，所以通常是由儿科医生或有资格的儿科营养师来完成。这里介绍一下几种在儿科中常用的营养风险筛查工具在临床中的应用。

近年来儿科中常用的营养风险筛查工具有以下 5 种：儿童营养风险评分（pediatric nutrition risk score，PNRS）、主观全面营养评价方法（subjective globalnutritional assessment，SGNA）、儿科 Yorkhill 营养不良评分（paediatric yorkhill malnutrition score，PYMS）、营养风险及发育不良筛查工具（screeningtool for risk of impaired nutritional status and growth，STRONG kids）、儿科营养不良筛查方法（screening tool for the assessment of malnutrition in pediatrics，STAMP）。

（一）PNRS 评分

PNRS 评分是 2000 年由 Sermet-Gaudelus 等设计的，主要用于识别患儿住院期间的急性营养不良的风险，评分内容：①食物摄入；②疼痛；③疾病的严重程度（疾病的病理分级）。营养风险评分可分为 0~5 分，其中进食量小于正常的 50%占 1 分，疼痛占 1 分，二级的病理状态占 1 分，三级的病理状态占 3 分，用最终的得分用来判断是否处于高风险。1~2 分者提示中度营养风险，3 分及以上者提示当前在临床工作中，高度营养风险。PNRS 研究显示 65%的住院患儿的体重均有所减少，且 45%的患儿体重减少大于 2%。PNRS 应用快速简单且适用于所有患者，但研究中的观察因素主观性较强，且研究中并没有详细说明应用条件，临床上的可靠性和可重复性还没有试验证明。

（二）SGNA 评分

主观全面评定法（SGNA）在成人的营养状态评估中应用广泛，但其更倾向于是一种对营养状态进行评估的工具而非筛查工具。2007 年 Secker 和 Jeejeebhoy 为了研究其在儿科中是否适用，将其进行了适当的修改并应用于 175 例患儿的术后营养状况的评估。SGNA 的主要评分内容包括：①当前的身高、体重以及近期的变化；②父母的身高；③进食情况：类型，量，婴儿进食流质饮食和固体饮食的频率，进食的频率以及对患儿正常摄入量的简单的描述；食欲的评级以及最近的改变；喂养或是进食中存在的问题；饮食限制；④胃肠道问题出现的频率以及持续的时间（食欲减退、呕吐、腹泻、便秘以及儿童的胃痛及恶心）；⑤目前的主观功能以及近期的改变（警戒性、婴儿的能量和活动以及上学的情况、跑步的能力、与朋友玩耍的能力以及睡眠情况）。有研究显示：SGNA 与营养状态的客观评估结果（运用人体测量学和生化指标的客观测量）具有很好的一致性。由 SGNA 评估的营养不良者，其感染率和其他非感染性并发症的发生率均增加，且营养不良者的住院天数较营养良好者明显延长。SGNA 具有很好的可重复性，与其他筛查工具相比，其特异性及阳性预测值、阴性预测值最高，但是敏感性低。该工具需要专业的儿科医生或者营养师进行综合评估，且耗时较长。SGNA 对营养状态的评估具有重要的作用，但不适合用于进行快速的营养筛查。

（三）STAMP 评分

STAMP 评分是由 McCarthy 等于 2008 年设计的，其评估内容主要包括 3 方面：①人体测量指标（生长发育情况）；②营养摄入；②临床诊断。每项的最高分为 3 分，总得分 0~1 分提示低营养风险，2~3 分提示中度营养风险，4 分及以上提示高度营养风险。应用该工具前，护士都接受半小时的培训（包括如何测量身高体重以及对筛查的重要性的认识），并在 3 分钟内完成对患儿的评估。STAMP 具有很高的敏感度和阳性预测值。根据 STAMP 的评估结果对患儿进行营养支持和管理，出院时的营养不良率明显下降。STAM 作为一种儿科专用的营养风险筛查工具在我国也得到一定的应用，对于临床的营养治疗的介入起很好的指导作用。

（四）PYMS 评分

该筛查工具在 2010 年由 Gerasimidis 等设计并在英国的两家大型医院中实施，适合护士使用。PYMS 主要包括 4 方面：①BMI（体重指数）；②最近的体重变化；③进食的变化；④最近的用药对营养状况可能产生的影响。每一个因素的最高分为 2 分，总分反应患儿存在的营养风险的程度。总分为 1 分者表示存在中度的营养风险，2 分及以上者表示存在高度营养风险。研究显示，护士应用 PYMS 与营养师应用 PYMS 一致性为 56%，且护士应用时的假阳性率较高。与其他工具相比较均显示 PYMS 过高的估计了营养不良的发生率。PNRS 在评估方面具有一定的主观性，与评估者的临床水平相关。

（五）STRONG kids 评分

该方法是 2011 年由 Hulst 等设计并应用于荷兰 44 家医院中检验的筛查工具。主要包括四部分的内容并分别占不同的分数：①主观的全面临床评估（1 分）即根据客观评价（皮下脂肪减少、肌肉消耗及面容）来判断营养状态；②是否具有高风险的疾病（2 分）（研究中列出了 23 种高风险的疾病）；③营养的摄入及丢失的情况（1 分）即是否存在下列情况之一：最近几天腹泻次数>5 次/天或呕吐>3 次/天；入院前至今进食量减少（不包括特殊情况下的禁食）；已经进行营养干预；因为疼痛而无法进食充足的食物；④最近几个星期或几个月内体重减轻或增长缓慢（1 分）。在入院 48 小时内进行评估，前两条由儿科医生评定，后两条与患儿父母或照看者讨论后决定。总分为 0 分者预示低风险，无营养干预的必要，但需要定期复测；1~3 分示中度营养风险，需要医生进一步全面诊断，并在饮食上给予营养干预；4~5 分示高度营养风险，需要医生和营养师进一步的全面诊断，提供个体化的营养建议。STRONG kids 研究显示：由 STRONG kids 评估的风险分数与体重别身高的平均 SD 分数存在一定的关系，即体重别身高的 SD 分数会随着风险分数的升高而降低。且发现存在重度营养风险的患儿的住院时间明显比其他患儿的长。STRONG kids 是一个全面而简单的筛查工具，它不仅综合了营养问题也包括了对患儿的临床评估，具有较好的可重复性，而且与其他筛查工具相比，更加简便实用。但该工具同样具有其局限性：①临床主观评价需要专业人员；②体重的下降或增加的数值很难量化。

二、儿童先心病术后的营养状态评估

营养状况评估是对先心病术后患儿进行综合评估的一项重要内容，目的是筛查出有营养不良和营养不良风险的儿童。由于营养不良不利于手术伤口部位的愈合，增加感染及死亡的发生风险，因此，通过有效的营养状态评估及早发现营养不良以及有营养不良风险的儿童是一项非常有必要的措施。而进一步提供科学合理的营养支持方案则需要根据每位术后儿童的营养需求个体差异不同而制定，许多疾病导致机体对能量的需求增加，而有一些疾病或药物则可降低人体代谢率。

目前国内学者常用的评估工具有：Z 评分、中位数百分比、营养状况综合评估方法和 Waterlow 标准。

Z 评分：以 2006 年世界卫生组织颁布的新标准值作为参考，计算 Z 评分。Z 值＝（测量数据-参考中位数）/参考标准差。可分为年龄/身高 Z 评分和年龄/体重 Z 评分，综合评价患儿营养状况。

（一）Z 值评价

$$Z 评价 = \frac{儿童测量数据-参考标准中位数}{参考标准差}$$

儿童体格发育是评价儿童营养状况的一个重要指标。目前国际上通用 Z 值法来评价儿童体格发育测量指标。应用 Z 值法既能通过界值点的判断关注那些受疾病和手术影响较大的儿童，还能了解这一群体的整体营养水平。Z 值评分以 WHO/NCHS（世界卫生组织与美国国家卫生统计中心）推荐的各年龄组身高、体重作为参考标准，以低于标准中位数减 2 个标准差（SD）作为营养不良的诊断标准，即 Z 评分≤2 为营养不良。用 Z 值评分法评价儿童生长发育的指标有 3 个：HAZ（年龄别身高）、WAZ（年龄别体重）和 WHZ（身高别体重）。其中：①HAZ 反映了较长时间内的营养状况，身材矮小反映了长期慢性的营养不良；HAZ≤2 为生长迟缓。②WAZ 是一项综合性评价指标，既反映急性近期营养状态，又反映慢性、远期营养状态，这一指标可用作儿童生长的动态监测。国际上常单用 WAZ 作为判断营养不良患病率的依据，WAZ≤2 为低体重。③WHZ 是反映儿童近期、急性营养状况的指标，当儿童年龄不能准确得到时常使用 WHZ 来进行营养评价；WHZ≤2 为消瘦。这三个指标间具有一定的关系：低体重、生长迟缓和消瘦显著正相关；生长迟缓与消瘦间则无相关关系。将先心患者群的 Z 值分布与参照人群的 Z 值分布相比较，就可发现该人群整体的营养状况是否受到了影响。5 岁以下儿童的公众健康状况是基于生长迟缓或消瘦在人群中所占比例而确定的（表 6-1）。先心病儿童营养不良是高发人群。

表 6-1　Z≤2 儿童人群中所占比例与营养不良的发生水平

级别	生长迟缓（%）	消瘦（%）
低	<20	<10
中	20~29	10~19
高	30~39	20~29
非常高	>40	>30

（二）中位数百分比

2010 年发布的中国儿科肠内肠外营养支持临床应用指南推荐了三种评价营养不良的指标，可用于个体评价。见表 6-2。

表 6-2　三种评价营养不良的分级标准（中位数百分比）

分级	年龄别体重	年龄别身高	身高别体重
正常	90~100	>95	>90
轻度营养不良	75~89	90~94	80~90
中度营养不良	60~74	85~89	70~79
重度营养不良	<60	<85	<70

指南建议，体格发育指标选择我国 2005 年九省市儿童体格发育调查数据制定的 "中国 0~18 岁儿童生长参照标准"。

（三）营养状况综合评估方法

1. 饮食摄入情况主要包括

（1）了解患儿每日所吃的食物品种、数量，这是饮食调查最基本的资料；

（2）了解烹调加工方法对维生素保存的影响等；

（3）注意种族差异，餐次分配是否合理；

（4）过去膳食情况、饮食习惯等，患儿的年龄。

2. 术后评估

（1）一般状况

1）年龄、体重、成熟度；

2）先天性染色体异常、心外疾病及综合征。

（2）心血管系统

（3）呼吸系统

（4）其他重要脏器

3. 体格测量

（1）身高（长）的测量。应该采用标准的身高测量仪，让孩子直立，两眼直视正前方，脱鞋；3岁以下小儿平卧测量，以厘米为单位，需要两个人操作，滑动水平板，测量足底至头顶的距离。

（2）体重的测量。用儿童磅秤测量时体重数值同步读出。清晨空腹。婴儿测量体重时，将小儿平躺于秤的卧板上；6~7个月以后的小儿如果能坐，也可坐在磅秤的座凳上进行测量。儿科轻度的营养不良典型的表现是体重减少、身高和头围正常；7岁以上的儿童可以做身体组份仪对身高、体重、体脂等体成分有较全面的了解。

（3）上臂中围（Midarm Circumference，MAC）和三头肌皮褶厚度（Triceps skin fold thickness，TSF）。上臂中围是用卷尺测量肩峰和尺骨鹰嘴中点的手臂围，这个指标易测量，误差小，在无法测量体重时它是很好的替代指标。用卡尺测量三头肌皮褶厚度可能会导致20%的误差。MAC和TSF都会受到体液平衡的影响。

（4）头围反映3岁以下幼儿大脑发育情况，先天性心脏病的小儿合并脑发育不全高达10%~29%，许多先天愚型和综合征常同时累及心脏和神经系统，如 Down's 综合征、Williams 综合征、Noonan 综合征。

4. 生化检查

（1）白蛋白正常值（色素结合法）：成人 35~53g/L。新生儿 38~42g/L。白蛋白降低，见于营养不良、急性大出血、结核、甲亢、肿瘤、慢性肝肾疾病等病理情况。

（2）铁营养评价

儿童轻度贫血诊断标准：

6 岁以下血红蛋白低于 110g/L，6 岁以上血红蛋白低于 120g/L；

中度贫血：60g/L≤血红蛋白<90g/L。

重度贫血：30g/L≤血红蛋白<60g/L。

（四）Waterlow 标准

对儿童急慢性营养不良的发病状况进行判定，儿童年龄身高小于等同龄、同性别正常儿童中位数 90% 的为急性营养不良；儿童年龄身高小于等同龄、同性别正常儿童中位数 95% 的为慢性营养不良。

评估时间建议在患儿入院 24 小时内，术后 3~7 天，出院前各评估 1 次，住院时间超过 2 周者应每周评估 1 次。

第三节 儿童先心病术后合理膳食原则及食谱举例

一、儿童先心病术后合理膳食原则

为先心病术后患儿提供足够的营养支持目的在于满足患儿术后对营养的需求，以促进伤口的愈合及恢复。营养不良或营养过剩均可为术后患儿带来其他并发症风险、病程延长等不利影响。然而，由于先心病术后患儿摄入液体量受限，较难保证给予足够的营养支持。而且，肠系膜灌注不足以及喂养不耐受等可导致喂养时机延后。一般情况下，三大营养素的供能比为

蛋白质：碳水化合物：脂肪=15：50：35。为充分利用摄入的
蛋白质，非蛋白热卡：氮>150：1。

（一）能量

1. 不同年龄段儿童热量和三大营养素需要量参考表6-3。

表6-3　不同年龄段儿童每日能量和三大营养素需要量

年龄 （岁）	热量 （kcal/kg）	蛋白 （g/kg）	碳水化合物 （g/kg）	脂肪 （g/kg）
新生儿	100~150	2.5~3.0	15~20	3
<1	100~120	2.0~2.5	12~15	3
1~6	75~90	1.5~2.0	9~12	2~3
7~12	60~75	1.0~1.5	7~9	2

2. 具体计算先心病儿童术后营养需要量可参考以下计算
公式：

（1）基础代谢率：与成人相比，儿童的静息能耗明显异
于成人。主要表现为：儿童的基础代谢率要高于成人，而且体
内营养储存相对较少，还有生长发育的需求以及代谢器官占据
体重的比例较大等。不同年龄段儿童基础代谢率，参见表6-4。

目前常用 HB 公式计算基础能量需求：

$$男性 = 66 + 13.7W + 5H - 6.8A，$$
$$女性 = 65.5 + 9.6W + 1.7H - 4.7A$$

注：W 指体重，H 指身高，A 指年龄

表6-4　不同年龄段儿童基础代谢率

年龄（岁）	男童（kcal/d）	女童（kcal/d）
1~3	51.3~53.0	51.2~53.0
4~7	47.3~50.3	45.4~49.9
8~11	43.0~46.5	39.2~41.3

（2）间接测热法：间接测热法是目前在儿科重症监护室中最常用的一种测量热量需要量的方法。该方法的基本原理是测定患儿在一定时间内的氧气消耗量和二氧化碳产生量来推算呼吸熵，根据相应的氧热价间接计算出这段时间内机体的能量消耗。

$$能量消耗 = 3.586VO_2 + 1.443VCO_2 - 21.5$$

注：VO_2 指氧气消耗量，VCO_2 指二氧化碳产生量

（3）呼吸熵：呼吸熵 $= VCO_2/VO_2$，三大供能营养素，碳水化合物、蛋白质、脂类在氧化时，各自的二氧化碳产生量以及氧气消耗量各不相同，因此三者的呼吸熵也各不一样，分别为 1，0.8，0.7。一般情况下，人体摄入混合膳食，呼吸熵介于 0.7~1 之间。若摄入食物主要是碳水化合物，则呼吸熵接近于 1，若主要摄入脂肪类食物，则呼吸熵接近于 0.7。

（4）应激系数：处于应激状态下的患儿能量需要估算一般采用基础代谢率×1.35×应激系数。不同疾病状态下，应激系数参考如表 6-5。

表 6-5　应激系数参考

疾病状态	应激系数
轻度饥饿	0.85~1.00
重大手术后	1.00~1.05
癌症	1.10~1.45
腹膜炎和败血症	1.05~1.25
多部位外伤或烧伤	1.20~1.55

能量消耗（kcal/d）= 基础代谢率×1.35×应激系数

对于先心病术后患儿的营养支持是否足够的观察指标有肌肉量（可反应体重增加与否，正氮平衡或负氮平衡）和皮褶厚度（评估皮下脂肪）。

（二）蛋白质

先心病术后患儿每日蛋白质的需要量为（1.5~3.0）g/kg，这包括维持机体正常生理功能的需要量、疾病状态下的蛋白代谢需要量和弥补丢失的蛋白量。经肠内营养支持方式给予的蛋白有两种形式：短肽和整蛋白；还有经静脉补充复合氨基酸的方式为机体提供蛋白。如患儿出现肝功能衰竭则需补充支链氨基酸；患儿如出现肾功衰竭则需限制蛋白摄入。

心脏术后急性肾功能衰竭是较常见的并发症，小儿术后轻度肾功能不全（血尿素氮轻度上升）发生率约30%，肾功能衰竭发生率1.6%~5%。术后急性肾功能衰竭，往往同时伴有多脏器功能衰竭，提示患儿围手术期病情危重和血液动力学不稳定。营养支持要充分注意。饮食需要限制蛋白质的摄入和控制出入量。

（三）碳水化合物

碳水化合物的主要作用是供能，其供能比一般占非蛋白质热卡50%~60%。经肠内营养支持方式给予复杂碳水化合物，而对于乳糖不耐受的患儿给予无乳糖饮食。经肠外营养支持方式给予葡萄糖参与供能，每日葡萄糖供给量（5~25）g/kg。在病情较重阶段，由于患儿可能表现为葡萄糖不耐受，葡萄糖的输注速度不能超过 4~6mg/（kg·min），同时需监测血糖、体重增加和氮平衡等指标以及时调整输注剂量。葡萄糖如输注过量则可能导致体温升高，二氧化碳生成增加及肝脂肪变性。当血糖超过 200mg% 时机体体温升高，需要减少葡萄糖的用量，当血糖进一步升高超过 250mg%，需要输注胰岛素 0.05~0.1IU/（kg·h）。

（四）脂肪

脂肪的供能比一般占 15%~30%，可起到节约蛋白质作用。经肠内营养支持方式给予中链甘油三酯。经研究证实，先心病术后患儿更能接受不饱和脂肪酸等植物性脂肪。从小剂量

（0.5g/kg·d）开始给患儿添加一些大豆油、紫苏油、橄榄油，这些食物不仅可以给机体提供热量，而且其中含有中链甘油三酯脂肪酸，易于吸收。还有鱼油中富含的 ω-3 长链不饱和脂肪酸不仅可以用于供能，而且有非常重要的免疫营养功能。重症术后患儿的呼吸功能储备已接近边缘甚至是呼吸困难，而且身体水分过多，需要限制液体量。另外，脂肪的能量密度高于碳水化合物，而且其呼吸熵适合于危重症患儿；所以，对于先心病术后患儿而言，脂肪较碳水化合物更适合作为提供能量的主要来源，可经静脉方式给予强化卵磷脂的甘油三酯。然而，现在许多脂肪乳配方中磷脂的含量要高于乳化甘油三酯，而过剩的甘油三酯将转化生成脂质体，比如，10%脂肪乳一般要比 20%脂肪乳产生的脂质体多 2~4 倍。由于脂质体将和甘油三酯相互竞争与脂肪酶结合位点的结合，因此，含有脂质体较多的脂肪乳配方耐受性较差，而且诱发高甘油三酯血症和高胆固醇血症的风险增加。一般情况下，20%脂肪乳因其中脂质体含量较 10%脂肪乳较少，患儿可接受程度较高。

给予先心病术后患儿使用脂肪乳时，初始剂量从每天 0.5g/kg，观察可耐受后，每天逐渐增加 0.5g/kg 用量，最终目标用量每天不得超过 4g/kg。在给危重症患儿使用脂肪乳仍要定时监测患儿血脂水平，以及时调整脂肪乳用量，使用脂肪乳也有可能出现其他一些副作用，比如脂肪肺栓塞、血小板减少症等。虽然长链脂肪乳可为机体提供必需脂肪酸，但因其具有免疫抑制的影响，新型脂肪乳剂中将用中链脂肪酸或 ω-3 长链不饱和脂肪酸替代部分长链脂肪酸。

（五）无机盐

先心病患儿术后经胃肠道可丢失大量电解质，需要及时补充以维持内环境电解质环境平衡。以磷元素举例，磷参与钙的吸收以及蛋白质的合成，每天每公斤体重 400mg 氮、0.8mmol 钙需要补充 1.3mmol 磷。另外，每天需要补充镁 0.4mmol/kg。

贫血的先心病患儿易发生动脉栓塞，注意贫血的纠正。含铁丰富的食物包括血豆腐、动物肝脏、木耳及蘑菇等。

（六）维生素

为了促进先心病患儿术后恢复，减少术后应激反应，需要给其补充足够的多种维生素。当经静脉营养方式给患儿提供维生素时，由于挂壁效应以及光降解效应，一些维生素，如维生素 A、维生素 C、维生素 B_2 和维生素 B_6 容易在输注过程中丢失。因此，维生素制剂宜在输注静脉时再添加至肠外营养液中，还应注意在输注时尽量采取避光措施。

（七）其他营养素

一些营养素，如谷氨酰胺、鸟氨酸、精氨酸等具有特殊的生理功能。给危重症患儿补充谷氨酰胺可起到改善氮平衡、肠道功能及降低感染发生率的效果。鸟氨酸在体内可转化生成谷氨酰胺，除此之外，还可促进生长激素的活性以及降低代谢性酸中毒的发生风险。精氨酸、膳食纤维、ω-3 长链不饱和脂肪酸，维生素 A、维生素 C、维生素 E、硒、铜、锌等这些营养素均有改善免疫功能的效果。ω-3 长链不饱和脂肪酸、摄入的多肽和核苷酸等可促进先心病术后患儿体内脂肪代谢，还可增加免疫力，同时有助于伤口愈合。

（八）液体和容量

心脏术后由于体外循环血液稀释和机体对创伤、炎症因子的反应，易出现水、钠潴留和钾排出增加现象，在新生儿和小婴儿可能产生"毛细血管渗漏综合征"而加重全身水肿。术后患儿体温、环境温度和湿度、吸入气体等，均会导致不显性失水。要注意出入量的变化。

（九）餐次

先心术后需要增加餐次，改善消化不良及减轻心脏负担，有利于术后体重恢复。

二、儿童先心病术后食谱举例（表6-6）

表6-6　先心病术后患儿食谱举例（13~24月龄）

起床后加餐	幼儿配方奶粉200ml
早餐	蒸鸡蛋（1个）、南瓜小米粥（100ml）
加餐	饼干（25g）
午餐	软米饭（50g）、西红柿炒鸡蛋、肉末炒豆腐
加餐	水果（100~150g）
晚餐	青菜鱼丸面（面25~50g）
加餐	幼儿配方奶粉200ml

第四节　儿童先心病术后营养支持原则（肠内、肠外）

先天性心脏病患儿术前首选经口喂养，伴吞咽困难或合并胃食管反流者建议经鼻胃管饲肠内营养，摄入不足时应积极补充肠外营养。

术后给予科学合理的营养支持，尽量缩短禁食时间，一旦患儿血流动力学稳定及胃肠道功能允许即可行肠内营养，并根据目标用量逐渐加量，肠外营养作为补充，同时需要进行吞咽能力评估和胃食管反流治疗。给先心病术后患儿早期提供科学合理的肠内营养支持，有助于避免发生溃疡性肠道并发症，维持肠道内正常菌群，防止肠道黏膜萎缩，维持肝肠消化酶功能，降低败血症和胆汁淤积性黄疸的发生率。

一、先心病患儿手术后肠内营养支持

先心病患儿术后，肠内营养支持（EN）主要途经有口服，

经口、鼻及空肠管饲。在评估术后经口无法满足患儿的能量摄入时，胃管可以在外科手术时插入。

（一）肠内营养支持的适应证与禁忌证

患儿心脏手术后，经口摄入不足持续 3~7 天可作为肠内营养支持的指征，但对于能量储备明显不足的患儿（如体重显著下降者等）或者分解代谢旺盛者，尽早进行营养干预更为合适。

1. 适应证

（1）经口摄食能力降低，比如，未根治的心脏术后仍有缺氧症状的患儿、有胃肠功能不全的患儿、及合并甲基丙二酸血症的患儿。

（2）经口摄入不足：①心脏术后能量需要增加，经口摄入不足；②食欲减退，如存在胃食管反流的患儿。

（3）吸收障碍或代谢异常：①吸收障碍，如先心合并慢性腹泻的患儿；②其他疾病，如食物过敏和乳糜症。

2. 禁忌证

（1）由于衰竭及手术后消化道麻痹所致的胃肠功能障碍，如消化道大量出血、完全性肠梗阻、坏死性小肠结肠炎等。

（2）当对适应症不确定的病例，可考虑短期试用。

（3）术后血流动力学不稳定。

3. 需要强调

（1）如果肠道有功能，就应给予合理的肠内营养。

（2）经口摄入不足患儿需要营养支持时应首选肠内营养。

（二）应用途径与方法

先心病手术患儿由于经历了全身麻醉和体外循环，术后呼吸、循环状态尚不能恢复，需要使用呼吸机进行治疗。对于能够早期拔管的患儿，有研究结果证实，患儿在拔管后 4~6 小时即可开始肠内营养。脱呼吸机 4 小时后即可尝试饮水，无呛咳、呕吐现象，6 小时后可以尝试流质饮食。肠内营养支持有两种方式：经口进食和经鼻胃管或鼻肠管。一些药物，比如甲氧氯普胺片、西沙比利等可诱发患儿出现胃动力不足，此时需要给其下鼻胃管以行有效的肠内营养支持。对于已拔气管插管的患儿通过口服实施肠内营养，对于未脱呼吸机及难以经口进食的患儿，应留置胃管进行肠内营养。每次喂养前回抽胃液，评估有无胃潴留，可适当减少喂养量或减少喂养次数；如有咖啡色胃液，应遵医嘱进行治疗，并行胃肠减压护理。

先心病患儿手术后可行肠内营养时，可先从小分子量、易于消化吸收的方案开始执行，少量少次逐渐过渡至大分子整蛋白、少量多次、营养均衡全面的饮食。对有些病情危重患儿，不能耐受肠内营养目标用量，那么即使在主要行经肠外方式为患儿提供主要能量营养支持时，仍需每天给患儿提供至少（4~20）kcal/kg 的肠内营养支持，这将有助于患儿增加体重、降低血清胆红素水平、降低胆汁淤积的发生率，维持肠道的正常生理功能，增加后续喂养的可接受度以及加快恢复。首次喂养可选温水或 5% 葡萄糖溶液，但是国内各研究对首次喂养量没有统一规定，一般不超过患儿体重的 3 倍；若无呛咳，2 小时后依据患儿术前进食习惯可给予母乳、配方奶粉等。

选择肠内营养途径时，应根据患儿的年龄、胃肠道解剖和功能、预计肠内营养时间和发生吸入的可能性综合判断。胃排空延迟的婴儿可以采用空肠喂养。如果预计 EN 时间较短（<6周），可选择鼻饲喂养，操作简单且费用较低，是临床上最常用的方式。如预计患儿无法经口喂养超过 2 个月，应考虑胃造口或空肠造口置管。心脏术后因合并神经系统疾病无法经口喂养或在胃部以上存在解剖畸形，也是胃造瘘的适应证，但术前应首先尝试患儿能否耐受鼻胃管。

管饲喂养常用的方法有间歇推注、间歇输注和连续输注三种。连续输注的适应证包括：胃食管反流、胃排空延迟、胃肠动力不足、吸收障碍或间歇喂养不耐受。如果出现呕吐、腹胀、腹泻等症状，或胃潴留量大于每小时滴注量的两倍时，应当减缓喂养速度或喂养的增加速度。心脏修复手术后，患儿能量的需要高于平均水平的 10～15Kcal/kg。由于原发病和术式不同，每位患者耐受的肠内营养剂量是不同的，需要多学科小组来确定。要逐渐增加，以免加重心脏负担。对于体重增加不理想的婴儿患者，可增加能量密度，可以达到 1Kcal/ml。对于体重 5 公斤以上的患儿，有条件的医院可以用间接能量测定仪估算能量的摄入。

由于一部分先心病患儿术前存在的肠功能不良，要特别注意术后肠内制剂和药物的渗透压。要注意血生化的改变。

（三）餐次

为了减轻心脏负担（尤其是未根治的手术）和改善消化不良的患儿，宜少食多餐，以免一次入量过多造成心脏负担，每次就餐时间不超过 30 分钟。对于消化不良的管饲患者，可采取低流量持续重力滴注或泵入肠内营养液。

适时恢复经口正常进食，婴儿心脏术后喂养问题比较突出，尤其是没有根治术后的患儿，在必要的营养支持后，要适时恢复正常进食。婴儿不是成人的缩影，在吞咽障碍问题上也是如此，儿童在生理解剖上的最大特点是不断的生长和发育，吞咽器官有关结构的相对位置和功能也在不断变化。因此，出现吞咽障碍的情况及其治疗也应与此种变化相对应。婴儿吮吸分非营养性与营养性 2 种。非营养性吮吸，指对手指、玩具等的吮吸，速度快，约 2 次/秒，呼吸时不停止，不引起吞咽动作；而营养性吮吸速度慢，约 1 次/秒，多继之以吞咽动作。当婴儿不能经口喂养作胃肠外补充营养时可观察其吮吸是非营养性的或是营养性的，有助于判断其可否恢复经口喂养。营养性吮吸的要素是舌的双向活动，舌的中部反复地向咽运动，随之形成了其前方和后方的正压和负压，颏舌骨肌的收缩使舌中部的接连部分下降至下颌骨的前突起，继而舌内的横行肌升高使移位的舌中部与其侧缘平行，舌的全部、舌骨、下颌和下唇等部分在吮吸活动中均交替地向下、向前，继之以向上、向后挤压并吸入液体或乳汁（表6-7）。

表6-7 管饲肠内营养支持常见的并发症

并发症	可能原因
腹泻	灌注速度过快、使用高渗溶液配方、在配方中加入了具高渗能力的药物、胃管移位进入小肠、胃排空功能紊乱、对液体膳食不耐受、血清白蛋白过低、膳食纤维摄入减少、大便干结或大便过稀。
呕吐	灌注速度过快、胃排空延迟、胃排空功能紊乱、胃食管反流、导管置于胃与食管连接处之上。
便秘	膳食纤维摄入不足、液体摄入不足、生理功能障碍。
脱水	浓缩配方、液体摄入不足、液体丢失增加。
喂养管阻塞	不及时冲洗喂养管。
呼吸困难和缺氧	有呼吸困难的患儿管饲速度快，造成胃过度膨胀。
吸入性肺炎	输注速度过快

二、肠外营养支持

如果在术后患儿无法耐受肠内营养支持，或者因营养状况、心脏原发疾病或心脏手术后或药物等治疗，经肠内未能获得所需足够营养5天以上的患儿，则应考虑肠外营养支持。

（一）心脏术后肠外营养的禁忌证

休克，严重水电解质紊乱和酸碱平衡失调者，未纠治时禁用以营养支持为目的的补液。心脏术后有以下情况者，需做出营养对策。

（1）严重感染，严重出血倾向，出凝血指标异常者慎用脂肪乳剂。

（2）停止输注含有脂肪乳剂的肠外营养液 4~6 小时后测定血清甘油三酯浓度，若>2.5mmol/L（227mg/dl），应暂停使用脂肪乳剂。

（3）严重肝肾功能不全者慎用脂肪乳剂。

（二）肠外营养的输注途径与方法

经静脉行营养支持有两种途径：即经外周静脉和中心静脉，如患儿需长期行肠外营养支持，可选择经中心静脉方式。中心静脉导管已普遍应用于临床，但在置管和应用时也可能出现相关并发症。因此，只有接受过相关培训的专业人员才能进行置管并对其进行维护。进行肠外营养治疗时，根据营养液输注天数与营养液配方渗透压浓度，选择合适的静脉置管途径。

1. 周围静脉能耐受缓慢均匀输注常规能量与蛋白质密度的全合一肠外营养配方溶液，但不建议连续输注时间超过 10~14 天。

2. 当营养液配方的渗透压超过 900mOsm/L 时（1mOsm/L=mmol/L），建议采用中心静脉置管途径。

3. 中心静脉导管应在严格无菌条件下放置，由经验丰富团队在麻醉下实施效果更好。

4. 中心静脉置管后（包括 PICC）应常规行影像学检查，确定导管尖端部位，并排除气胸。超声导引穿刺例外。

5. 婴儿经颈内或锁骨下静脉放置的中心静脉导管尖端，胸片上显示应在心脏轮廓外 0.5cm；幼儿与儿童至少应在轮廓外 1cm。经腹股沟穿刺的导管尖端应位于肾静脉上。

6. 不建议使用 Y 形输注管同时输注 PN 营养液和其他药物。推荐使用"全合一"方法配制和输注肠外营养液，建议在层流室超净台内严格按无菌操作技术配制。

7. 肠外营养液中不推荐添加肝素，但采用小剂量肝素进行冲洗可有效预防导管堵塞。

8. 中心静脉导管应每2天更换纱布敷料，至少7天更换透明敷料。

9. 不推荐穿刺部位使用抗菌素药膏，这样做反而增加耐药的发生和真菌感染，并可能破坏亚聚胺酯敷料。

（三）能量

能量供给旨在补充患儿的基本需求（基础代谢、活动、生长发育）和支持合成代谢。过多能量摄入可能引起高血糖症，脂肪储积，脂肪肝以及其他并发症。能量摄入不足则可能导致营养不良，免疫低下及生长受限。

1. 由于个体差异，传统的能量估算公式可能会低估或高估实际能量需求，如有条件，可进行个体化静息能量测量，用以估算能量需要量。

2. 心脏简单手术后不需增加能量。

3. 营养不良患儿可给予静息能量130%~150%。

4. 营养支持应从低剂量开始，逐步增加，直至达到目标值。

5. 病情稳定的患儿总肠外能量需要（包括蛋白质）可用表粗略估计。

（四）氨基酸

因为生长发育所需，婴幼儿比成人需要更多的必需氨基酸。小婴儿的必需氨基酸还应包括组氨酸、牛磺酸、胱氨酸/半胱氨酸、酪氨酸、脯氨酸和甘氨酸。氨基酸注射液从开始肠外营养支持的第二天添加，氨基酸的初始用量从0.5g/kg开始，监测患儿肝脏和肾脏功能，之后每天逐渐增加氨基酸用量，最终每天氨基酸最大使用剂量不超过3g/kg。<3岁的婴幼儿推荐选用小儿专用氨基酸；>3岁的儿童和青少年可选用成人配方。

各年龄段氨基酸推荐用量见表6-8。

表 6-8　儿童肠外营养能量、氨基酸和脂肪推荐用量表

年龄 （岁）	能量 ［Kcal/(kg・d)］	氨基酸 ［g/(kg・d)］	脂肪 ［g/(kg・d)］
0~1	60~70	2~3.0	2~3.0
1~3	50~70	1.5~2.5	1.5~2.5
3~6	40~60	1.0~2.0	1.0~2.0
>6	30~50	1.0~2.0	1.0~2.0

（五）脂肪乳剂

脂肪乳剂对静脉无刺激，能量密度高，而且可提供必需脂肪酸。在肠外营养配方中非蛋白能量以碳水化合物和脂肪共同提供，可促进蛋白质利用，改善氮平衡，并减少 CO_2 生成。脂肪乳剂从开始肠外营养支持的第三天添加，脂肪乳的用量从（0.5~1）g/kg 开始，之后每天逐渐增加 0.5g/kg 用量，最终每天脂肪乳最大使用剂量不超过 4g/kg。

1. 应常规监测血甘油三酯浓度，若婴儿超过 227mg/dl 或较大儿童超过 400mg/dl，应考虑慎用脂肪乳剂。

2. 血总胆红素 >170umol/L（10mg/dl）时慎用脂肪乳剂；肠外营养时有高胆红素风险的婴儿应该监测血脂、血胆红素和白蛋白水平，必要时调整脂肪用量。

3. 严重呼衰时不推荐使用高剂量［>2g/(kg・d)］脂肪乳剂，但应保证必需脂肪酸摄入量。

4. 严重血小板减少症患者应慎用脂肪乳剂。

5. 建议使用 20% 脂肪乳剂；肝功能异常、以及需长期使用脂肪乳剂的患儿，建议选择中长链脂肪乳剂，如有条件，也可选择橄榄油/大豆油混合制剂。

儿童肠外营养能量、氨基酸和脂肪推荐用量参见表 6-9。

表 6-9　儿童肠外营养能量、氨基酸和脂肪推荐用量表

年龄 （岁）	能量 [kcal/（kg. d）]	氨基酸 [g/（kg. d）]	脂肪 [g/（kg. d）]
0~1	60~70	2~3.0	2~3.0
1~3	50~70	1.5~2.5	1.5~2.5
3~6	40~60	1.0~2.0	1.0~2.0
>6	30~50	1.0~2.0	1.0~2.0

（六）碳水化合物

碳水化合物是能量的主要来源。葡萄糖通常是构成 PN 溶液渗透压的主要物质。葡萄糖的输注剂量从第一天的 5g/kg 开始，监测患儿血糖，之后每天逐渐增加葡萄糖的用量，最终每天最大剂量不超过 25g/kg。葡萄糖耐量可能会受年龄、PN 输注周期、代谢状态和疾病的影响，需要仔细监测。推荐量见表 6-10。

表 6-10　静脉输注葡萄糖推荐量 [g/（kg·d）]

年龄（岁）	第 1 天	第 2 天	第 3 天	第 4 天
1~3	6	8	10	12~14
3~6	4	6	8	10~12
>6	3	5	8	<10

1. 婴儿葡萄糖摄入不应大于 18g/（kg·d）。

2. 可能发生应激性高血糖的重症患儿葡萄糖摄取必须限制在 5mg/（kg·min）[7.2 g/（kg·d）]。

3. 葡萄糖摄入通常应占非蛋白热卡的 60%~75%。

4. 间歇输注 PN 时，最大葡萄糖输注速率不能超过 20mg/（kg.min）[1.2g/（kg·h）]（周围静脉输注葡萄糖的浓度应<12.5%，而中心静脉输注葡萄糖的浓度可达 25%）。

5. 在开始和停止输注时，葡萄糖输注速率必须逐步增加

和降低以避免高糖血症和低糖血症。必须监测血糖浓度。

6. 当出现葡萄糖合理输注仍不能控制高血糖时，应考虑应用胰岛素。

7. 使用生长激素和生长抑素等药物会影响葡萄糖代谢，应监测血糖变化。

（七）液体和电解质

大多数有关水和电解质代谢的文献是基于早产儿的研究，儿童的推荐剂量通常基于新生儿和成人的数据（表6-11，表6-12）。

液体量应根据儿童年龄和体重变化而变化，并相应地调整。

手术后或有瘘及其他部位体液丢失的儿科患者，其水电解质的需要量应作调整。

表6-11　儿科患者肠外液体推荐量

年龄	液体量 [ml/(kg·d)]	Na⁺ [mmol/(kg·d)]	K⁺ [mmol/(kg·d)]
0~1 岁	80~150	2.0~4.0	2.0~4.0
1~2 岁	80~120	2.0~4.0	2.0~4.0
2~3 岁	80~100	2.0~4.0	2.0~4.0
3~6 岁	60~80	2.0~4.0	2.0~4.0
>6 岁	50~70	2.0~4.0	2.0~4.0

表6-12　钙磷镁肠外推荐摄入量

年龄	钙 mg (mmol)/(kg·d)	磷 mg (mmol)/(kg·d)	镁 mg (mmol)/(kg·d)
0~6 个月	32 (0.8)	14 (0.5)	5 (0.2)
7~12 个月	20 (0.5)	15 (0.5)	4.2 (0.2)
1~13 岁	11 (0.2)	6 (0.2)	2.4 (0.1)
14~18 岁	7 (0.2)	6 (0.2)	2.4 (0.1)

（八）维生素

肠外营养时需补充 13 种维生素，包括 4 种脂溶性维生素和 9 种水溶性维生素。儿科肠外营养时的需要量见表 6-13，临床一般应用维生素混合制剂。

水溶性及脂溶性维生素应加入脂肪乳剂中或含有脂肪的肠外营养混合剂中，这样可增加维生素的稳定性。

如有条件应使用血清维生素 E/总血清脂肪比值来正确评估维生素 E 状态。

表 6-13　儿科肠外补充维生素推荐摄入

维生素	婴儿［剂量/（kg·d）］	儿童（剂量/d）
维生素 A（μg）	150~300（500~1000IU）	150（500IU）
维生素 D（μg）	0.8（32IU）	10（400IU）
维生素 E（mg）	2.8~3.5	7
维生素 K（μg）	10	200
维生素 C（mg）	15~25	80
维生素 B_1（mg）	0.35~0.5	1.2
维生素 B_2（mg）	0.15~0.2	1.4
维生素 B_6（mg）	0.15~0.2	1
维生素 PP（mg）	4.0~6.8	17
维生素 B_{12}（mg）	0.3	1
维生素 B_5（mg）	1.0~2.0	5
生物素（mg）	5.0~8.0	20
叶酸（mg）	56	140

（九）微量元素

铁、铬、铜、碘、锰、钼、硒和锌是参与许多代谢过程的必需微量元素，临床上一般应用微量元素混合制剂。胆汁淤积患儿的微量元素水平应严密监测，防止铜中毒。肾功能损害的患儿无法排泄硒、钼和锌，应慎用。

1. 长期肠外营养时，应补充微量元素，并定期监测。

2. 接受长期肠外营养（大于 3 周）的患者应补充铁。

3. 长期接受静脉铁剂的儿童需定期监测血浆铁蛋白和血清铁水平，避免过量。

4. 婴儿和儿童每天补充铁 50~100ug/L。

5. 肠外营养的婴儿和儿童每天应静脉补充铜 20mg/L。

6. 长期肠外营养的患儿，烧伤或胆汁瘀积症患儿接受肠外营养时应监测血浆铜和铜蓝蛋白浓度，并根据检测结果相应调整铜供应量。

7. 肠外锌补充的推荐剂量是小于 3 个月的婴儿每天 250μg/L，达到或超过 3 个月的婴儿每天 100μg/L，儿童每天 50ug/L（最大剂量是 5mg/d）。

8. 因疾病经皮肤或消化道过量流失的锌需要额外补充。

（十）并发症及监测

肠外营养并发症包含 3 种，其中包括与中心静脉导管相关的，以及代谢性和其他组织系统（包括肠外营养液稳定性及其与加入药物的相互作用）的并发症。中心静脉导管相关的并发症包括感染、阻塞、中心静脉血栓、肺栓塞和意外损伤。代谢性并发症包括电解质、无机盐、葡萄糖、必需脂肪酸、维生素和微量元素失调。肠外营养液和（或）潜在疾病可能损伤其他组织，导致肝胆疾病，代谢性骨病和生长障碍。可采用以下措施：

1. 严格遵循 PICC 置管与护理原则（参见相关的指南或推荐意见），由经过培训、有资质的医护人员进行操作，避免导管相关并发症。

2. 有原因不明的发热或疑似导管相关感染症状时，血培养之后迅速通过静脉应用广谱抗生素，明确病原后换成敏感抗生素治疗。治疗时间应该根据血培养结果来定。

3. 经中心静脉导管输液后应常规用生理盐水冲管，不使用时应用肝素冲洗至少每周 1 次。

4. 对患儿、家属以及护理人员（照护人员）都应该进行中心静脉导管安全教育。

5. 避免药物和 PN 营养液在输液管里混合，除非有研究证实两者可以混合。

6. 如果结合胆红素逐渐升高，考虑暂时减少或停止输注脂肪乳剂。

7. 长期接受肠外营养的先心患者需要常规监测生长和机体组分（Body Composition）（表6-14）。

表6-14　肠外营养监测项目

	项目	第一周	稳定后
摄入量	能量	qd	qd
	kcal/（kg. d）	qd	qd
	蛋白质 g/（kg. d）	qd	qd
	脂肪 g/（kg. d）	qd	qd
	葡萄糖 g/（kg. d）	qd	qd
临床体征	皮肤弹性、囟门	qd	qd
	黄疸、水肿	qd	qd
生长参数	体重	qd-qod	biw-tiw
	身长（身高）	qw	qw
体液平衡	出入量	qd	qd

项目		第一周	稳定后
实验室检查	血常规	biw-tiw	qw-biw
	血 K、Na、Cl	biw（或调整电解质后第一天）	qw（或调整电解质后第一天）
		biw	qw
	血 Ca	qw	prn
	血 P、Mg	qw	qw-qow
	肝功能	qw	qw-qow
	肾功能	qw	prn
	血脂	qd- qid	prn
	血糖		（调整配方后或血糖不稳定时）
	尿糖（无法监测血糖时）	同上	同上

第五节　儿童先心病术后长期营养管理

由于儿童对营养的需求异于成年人，摄入的营养还需要满足其生长发育的需求，对于先心病手术后的儿童也一样，需要加强营养，使得身体尽快康复，并进一步追赶落后的生长发育。对于先心病术后的婴幼儿而言，如能继续母乳喂养的则应继续母乳喂养，不能母乳喂养的，可选择幼儿配方奶粉400~600ml/天。对于幼儿而言，除了奶制品外，已经开始进食多种辅食。注意添加辅食的数量和次数，对于先心病术后的患儿而言，由于心功能的恢复有个过程，在添加辅食时，宜从少量少次开始，逐渐增加至目标量。这个阶段的幼儿每天可进食蔬菜和蔬果各 150g；每日蛋类、鱼虾、瘦禽畜肉总量加起来在 100g 左右；其中可以分为瘦禽畜肉 20~50g，每日或隔日一个鸡蛋，鱼虾平均每日 25~50g。另外，大脑及神经系统的发育除蛋白质外，还需要不饱和脂肪酸及磷脂。还需限制钠盐的摄入，每日食盐 1~3g。养成良好的饮食习惯，定时、定量有规律的进食，每日 6~7 餐，即主食 3 次，两餐正餐之间有 1 次加餐。

参考文献

1. Berthold Koletzko 原著；王卫平译. 临床儿科营养（Pediatric Nutrition in practice）［M］. 北京：人民卫生出版社，2009：222-226.

2. Ronald E. Kleinman 原著；申昆玲译. 儿童营养学［M］. 北京：人民军医出版社，2015：734-745.

3. 江载芳，申坤玲，沈颖. 诸福棠实用儿科学［M］. 第 8 版. 北京：人民卫生出版社，2015：1535-1566.

4. Hay，W. W 等原著；周伟译. 儿科学最新诊断与治疗［M］. 第 20 版. 北京：人民军医出版社，2014：501-554.

5. 徐志伟. 小儿心脏手术学［M］. 北京：人民军医出版社，2006：203-208.

6. 中华医学会肠外肠内营养学分会儿科协作组. 中国儿科肠内肠外营养支持临床应用指南［J］. 中华儿科杂志，2010，6（48）：436-441.

7. 丁文祥，苏肇伉. 现代小儿心脏外科学［M］. 山东科学技术出版社，2013：293-390.

8. 中国营养学会. 中国居民膳食营养素参考摄入量（2013 版）. 北京：中国标准出版社，2014：12-13.

9. Imura K，Okada A. Perioperative nutrition and metabolism in pediatric patients. World journal of surgery. 2000，24：1498-1502.

10. Medoff-Cooper B，Ravishankar C. Nutrition and growth in congenital heart disease：a challenge in children. Current opinion in cardiology. 2013，28：122-129.

11. Natarajan G，Reddy Anne S，Aggarwal S. Enteral feeding of neonates with congenital heart disease. Neonatology. 2010，98：330-336.

12. Raju U, Choudhary S, Harjai MM. Nutritional Support In The Critically Ill Child. Medical journal, Armed Forces India. 2005, 61: 45-50.

13. Rosti L, Vivaldo T, Butera G, Chessa M, Carlucci C, Giamberti A. Postoperative nutrition of neonates undergoing heart surgery. La Pediatria medica e chirurgica : Medical and surgical pediatrics. 2011, 33: 236-240.

14. Sasbon JS. How important is nutritional support in the treatment of the critically ill child?. Critical care medicine. 2012, 40: 2263-2264.

15. Schwalbe-Terilli CR, Hartman DH, Nagle ML, et al. Enteral feeding and caloric intake in neonates after cardiac surgery. American journal of critical care: an official publication, American Association of Critical-Care Nurses. 2009, 18: 52-57.

16. Vaidyanathan B, Radhakrishnan R, Sarala DA, Sundaram KR, KumarRK. What determines nutritional recovery in malnourished children after correction of congenital heart defects? Pediatrics. 2009, 124: e294-299.

附

1. 先心婴儿营养支持方法

➢ 体重不增

增加母乳喂养次数，并辅以母乳强化剂。90 千卡/(kg·d)。

给高卡配方奶（能量密度：1kcal/ml），并给予鼻饲。

➢ 吐奶

给防溢奶配方奶。或者普通配方奶，加 3% 的玉米淀粉。

➢ 怎样判断婴儿是否吃饱

听小婴儿吃奶时下咽的声音，是否每吸吮 2~3 次，就可以咽下一大口。

看小婴儿吃完奶后是否有满足感，是否能安静睡 30 分钟以上。

看小婴儿的大便是否为金黄色糊状，新生儿排便次数是否为 2~6 次/天。

看排尿次数，新生儿是否达 6 次/天。

看体重增长情况，新生儿是否增长 30~50 克/天，是否第一个月体重增长 600~1000 克。

➤ 如何判断患儿肠胃是否健康

家长可以仔细观察患儿的肚子。一般来说，健康的肚子是平坦、对称的。如果患儿的肚子看起来比平时偏大偏鼓，可能有腹胀的情况。腹胀的原因很多，吸入空气过多或摄入的奶粉没有完全消化等都可能导致腹胀。大多数情况下，宝宝放屁是不臭的，但如果闻到宝宝放臭屁，家长应多加观察，除了放臭屁，要宝宝是否伴有打嗝、口臭等表现。如果患儿肠胃不好的话，肚子就可能发出"咕噜咕噜"的声音，即肠鸣音，这时家长要注意。正常情况下，肠鸣是听不见的，如果肠鸣较响，多与肠道功能紊乱、便秘等并发症有关。患儿吃整蛋白奶粉容易出现消化不良，因为大分子奶粉无法被患儿肠道较好地吸收，而预消化易吸收的"小分子奶粉"会有助于宝宝的肠道健康。患儿的便便是健康的晴雨表，观察患儿的便便应是家长每天的必修课。金黄色、黄色或棕色，偶见奶瓣的便便是正常的。如果宝宝大便干且硬，呈颗粒状，那么就有便秘的可能性。

2. 先心患儿常用治疗奶治疗饮料

| 品名 | 营养成分（每100毫升） | | | | 适应症 | 备注 |
	蛋白质（克）	脂肪（克）	糖类（克）	能量（千卡）		
雅培亲护	1.6	3.7	7.2	68	0~12 月	
雅培小安素	2.7	3.0	10.6	82	1~3 岁	
雅培安素	3.6	3.6	13.6	100	7 岁以上	

品名	营养成分（每100毫升）				适应症	备注
	蛋白质（克）	脂肪（克）	糖类（克）	能量（千卡）		
配方厚奶	1.6	3.7	10.6	82	4月以上吐奶、需要高能量患儿	标准配方奶液加3%淀粉
纽迪希亚纽荃星	2.6	5.4	9.9	100	0~12月先心体重增加不理想	
纽迪希亚纽康特	1.8	3.4	7.2	67	先心合并营养不良	
纽迪希亚纽太特	1.8	3.5	6.8	66	0~12月先心合并消化不良、先心术后合并乳糜胸	含MCT 50%
纽迪希亚蔼儿舒	1.9	3.4	7.3	67	先心合并消化不良	
雀巢小百肽	3.0	3.9	13.8	103	1~10岁先心合并消化不良、先心术后合并乳糜胸	含MCT 57%

3. 0~6个月宝宝喂养指南（中国营养学会2016年）

（1）产后尽早开奶，坚持新生儿第一口食物是母乳。初乳富含营养和免疫活性物质，有助于肠道功能发展。

（2）坚持6个月内纯母乳喂养，因为母乳是宝宝最理想的食物，有利于肠道健康微生态环境建立和肠道功能成熟。

（3）婴儿配方奶是不能纯母乳喂养时的无奈选择。由于婴儿患有某些代谢性疾病、乳母患有某些传染性或精神性疾病，乳汁分泌不足或无乳汁分泌等原因，不能用纯母乳喂养婴儿时，建议首先适合于6月龄内婴儿的配方奶喂养，母乳喂养应顺应婴儿肠胃道成熟和生长发育过程，从按需喂养模式到规律喂养模式递进，有利于保护肠道健康。

（4）婴儿出生后数日开始每日补充维生素 D10μg（400IU）。母乳喂养能满足婴儿骨骼生长对钙的需求，不需额外补钙。

4. 0~18岁儿童身高、体重的百分位数标准值

年龄 (岁)	男						女					
	体重 (kg)			身高 (cm)			体重 (kg)			身高 (cm)		
	P_3	P_{50}	P_{97}	P_3	P_{50}	P_{97}	P_3	P_{50}	P_{97}	P_3	P_{50}	P_{97}
0.0	2.62	3.32	4.12	47.1	50.4	53.8	2.57	3.21	4.04	46.6	49.7	53.0
0.5	6.80	8.41	10.37	64.0	68.4	73.0	6.34	7.77	9.59	62.5	66.8	71.2
1.0	8.16	10.05	12.37	71.5	76.5	81.8	7.70	9.40	11.57	70.0	75.0	80.2
1.5	9.19	11.29	13.90	76.9	82.7	88.7	8.73	10.65	13.11	76.0	81.5	87.4
2.0	10.22	12.54	15.46	82.1	88.5	95.3	9.76	11.92	14.71	80.9	87.2	93.9
2.5	11.11	13.64	16.83	86.4	93.3	100.5	10.65	13.05	16.16	85.2	92.1	99.3
3.0	11.94	14.65	18.12	89.7	96.8	104.1	11.50	14.13	17.55	88.6	95.6	102.9
3.5	12.73	15.63	19.38	93.4	100.6	108.1	12.32	15.16	18.89	92.4	99.4	106.8
4.0	13.52	16.64	20.71	96.7	104.1	111.8	13.10	16.17	20.24	95.8	103.1	110.6
4.5	14.37	17.75	22.24	100.0	107.7	115.7	13.89	17.22	21.67	99.2	106.7	114.7
5.0	15.26	18.98	24.00	103.3	111.3	119.6	14.64	18.26	23.14	102.3	110.2	118.4
5.5	16.09	20.18	25.81	106.4	114.7	123.3	15.39	19.33	24.72	105.4	113.5	122.0
6.0	16.80	21.26	27.55	109.1	117.7	126.6	16.10	20.37	26.30	108.1	116.6	125.4

续表

年龄（岁）	男						女					
	体重（kg）			身高（cm）			体重（kg）			身高（cm）		
	P_3	P_{50}	P_{97}	P_3	P_{50}	P_{97}	P_3	P_{50}	P_{97}	P_3	P_{50}	P_{97}
6.5	17.53	22.45	29.57	111.7	120.7	129.9	16.80	21.44	27.96	110.6	119.4	128.6
7.0	18.48	24.06	32.41	114.6	124.0	133.7	17.58	22.64	29.89	113.3	122.5	132.1
7.5	19.43	25.72	35.45	117.4	127.1	137.2	18.39	23.93	32.01	116.0	125.6	135.5
8.0	20.32	27.33	38.49	119.9	130.0	140.4	19.20	25.25	34.23	118.5	128.5	138.7
8.5	21.18	28.91	41.49	122.3	132.7	143.6	20.05	26.67	36.69	121.0	131.3	141.9
9.0	22.04	30.46	44.35	124.6	135.4	146.5	20.93	28.19	39.41	123.3	134.1	145.1
9.5	22.95	32.09	47.24	126.7	137.9	149.4	21.89	29.87	42.51	125.7	137.0	148.5
10.0	23.89	33.74	50.01	128.7	140.2	152.0	22.98	31.76	45.97	128.3	140.1	152.0
10.5	24.96	35.58	52.93	130.7	142.6	154.9	24.22	33.80	49.59	131.1	143.3	155.6
11.0	26.21	37.69	56.07	132.9	145.3	158.1	25.74	36.10	53.33	134.2	146.6	159.2
11.5	27.59	39.98	59.40	135.3	148.4	161.7	27.43	38.40	56.67	137.2	149.7	162.1
12.0	29.09	42.49	63.04	138.1	151.9	166.0	29.33	40.77	59.64	140.2	152.4	164.5
12.5	30.74	45.13	66.81	141.1	155.6	170.2	31.22	42.89	61.86	142.9	154.6	166.3

第六章 儿童先心病术后的营养管理

年龄（岁）	男 体重（kg）			男 身高（cm）			女 体重（kg）			女 身高（cm）		
	P_3	P_{50}	P_{97}	P_3	P_{50}	P_{97}	P_3	P_{50}	P_{97}	P_3	P_{50}	P_{97}
13.0	32.82	48.08	70.83	145.0	159.5	174.2	33.09	44.79	63.45	145.0	156.3	167.6
13.5	35.03	50.85	74.33	148.8	163.0	177.2	34.82	46.42	64.55	146.7	157.6	168.6
14.0	37.36	53.37	77.20	152.3	165.9	179.4	36.38	47.83	65.36	147.9	158.6	169.3
14.5	39.53	55.43	79.24	155.3	168.2	181.0	37.71	48.97	65.93	148.9	159.4	169.8
15.0	41.43	57.08	80.60	157.5	169.8	182.0	38.73	49.82	66.30	149.5	159.8	170.1
15.5	43.05	58.39	81.49	159.1	171.0	182.8	39.51	50.45	66.55	149.9	160.1	170.3
16.0	44.28	59.35	82.05	159.9	171.6	183.2	39.96	50.81	66.69	149.8	160.1	170.3
16.5	45.30	60.12	82.44	160.5	172.1	183.5	40.29	51.07	66.78	149.9	160.2	170.4
17.0	46.04	60.68	82.70	160.9	172.3	183.7	40.44	51.20	66.82	150.1	160.3	170.5
17.5	46.61	61.10	82.88	161.1	172.5	183.9	40.58	51.31	66.86	150.3	160.5	170.6
18.0	47.01	61.40	83.00	161.3	172.7	183.9	40.71	51.41	66.89	150.4	160.6	170.7

注：3岁之前测卧位身长，3岁之后（包含3岁）测立位身高；表中年龄为整岁龄，如0.5岁即半岁（即6月龄），7.5岁为7岁半整

心力衰竭康复患者的营养管理

第一节　心力衰竭概述

心力衰竭（简称心衰）是由于任何心脏结构或功能异常导致心室充盈或射血能力受损的一组复杂临床综合征，其主要临床表现为呼吸困难和乏力（活动耐量受限），以及液体潴留（肺淤血和外周水肿）。心衰为各种心脏疾病的严重和终末阶段，发病率高，是当今最重要的心血管病之一。

心衰的病因以冠心病居首，其次为高血压，而风湿性心脏瓣膜病比例则下降；各年龄段心衰病死率均高于同期其他心血管病，其主要死亡原因依次为左心功能衰竭（59%）、心律失常（13%）和猝死（13%）。

2000年中国35~74岁人群慢性心力衰竭患病率为0.9%；男性0.7%，女性1.0%；北方高于南方，城市高于农村。中国心力衰竭注册登记研究的初步结果：目前心力衰竭患者平均年龄为（66±15）岁，呈上升趋势，54.5%为男性。

心血管病及其危险因素的流行增加将导致心衰患病增加，特别是我国人口老龄化的趋势也使未来发展为心衰的人群更为庞大。

一、心衰的分类

（一）依据左心室射血分数（LVEF）

心衰可分为 LVEF 降低的心衰（HF-rEF）和 LVEF 保留的心衰（HF-pEF）。一般来说，HF-rEF 指传统概念上的收缩性心衰，而 HF-pEF 指舒张性心衰。

（二）依据病变累及部位

心力衰竭可分为左心衰竭、右心衰竭和全心衰竭。

（三）根据心衰发生的时间、速度、严重程度

可分为慢性心衰和急性心衰。在原有慢性心脏疾病基础上逐渐出现心衰症状、体征的为慢性心衰。慢性稳定性心衰恶化称为失代偿性心衰，如失代偿突然发生则称为急性心衰。急性心衰的另一种形式为心脏急性病变导致的新发心衰。

二、临床表现

心力衰竭的临床表现与同侧心室或心房受累有密切关系。左心衰竭的临床特点主要是左心房和（或）左心室衰竭引起的肺淤血、肺水肿。左心衰竭的早期表现为体力劳动时呼吸困难、端坐呼吸。病情发展严重时，患者常常在夜间憋醒，被迫坐起，咳喘有哮鸣音，口唇发紫，大汗淋漓，烦躁不安，咳粉红色痰，脉搏细而快。

右心衰竭初期可有咳嗽、咳痰、哮喘、面颊和口唇发紫、颈部静脉怒张，下肢水肿，严重者还伴有腹水和胸水。

同时出现左心和右心衰竭症状时为全心衰竭。

三、治疗策略

慢性心衰的治疗自 20 世纪 90 年代以来已有重大的转变：从旨在改善短期血液动力学状态转变为长期的修复性策略，以改变衰竭心脏的生物学性质；从采用强心、利尿、扩血管药物

转变为神经内分泌抑制剂，并积极应用非药物的器械治疗。心衰的治疗目标不仅是改善症状、提高生活质量，更重要的是针对心肌重构的机制，防止和延缓心肌重构的发展，从而降低心衰的住院率和病死率。

心衰患者应进行整体治疗，制订多学科治疗计划。多学科治疗计划是将心脏专科医师、心理、营养、运动、康复师、基层医生（城市社区和农村基层医疗机构）、护士、患者及其家人的共同努力结合在一起，对患者进行整体（包括身心、运动、营养、社会和精神方面）治疗，以显著提高防治效果，改善预后。

第二节 心力衰竭康复患者营养代谢特点

一、代谢紊乱

当心力衰竭发生时，患者会出现体内的代谢紊乱，主要包括以下几个方面：首先，由于肾上腺素活性增加以及相关酶的表达和活性增强，导致脂肪酸的浓度增加、氧化利用受限和脂肪酸堆积，抑制糖酵解，导致心肌能量代谢及利用障碍；其次，由于神经体液代偿机制复杂，心力衰竭时内稳态控制难度激增，会出现液体受限、离子紊乱、水钠潴留、营养素代谢紊乱和利用障碍；最后，心力衰竭时全身组织、器官氧合灌注不足，物质转运改变，代谢废物积存，多脏器损害具有联动效应，营养耐量严重低减。

以往一直认为心脏不易受到饥饿和营养不良的危害，这种错误的看法延续了将近一个世纪。实际上，心脏和其他器官一样，在营养供给不足时，也会出现萎缩、纤维化、软弱无力等症状。心力衰竭时营养代谢非常重要，足够的营养对心脏的功能就像汽油和发动机的关系一样，为心衰患者的康复治疗提供支持。

心力衰竭患者钠和水代谢的功能不足，临床上难以判断体液平衡，如果发生液体超负荷，就很容易导致充血性心力衰竭。对这类患者进行营养治疗有一定难度。在心输出量极低的患者，应用高渗糖溶液静脉营养易发生高血糖。原因是 α-肾上腺素刺激周围血管收缩，目的是保证冠状动脉与脑循环有适量的血流，这样就降低了内脏和肌肉的血流量。如果输液速率稳定后突然出现高血糖和尿糖，且无其他原因可究，提示心输出量继续降低，应及时减慢输液速率，并使用胰岛素。心力衰竭的营养治疗常因为其他主要问题，如疾病本身、呼吸系统、肾脏、中枢神经系统功能障碍的治疗而被掩盖，不受重视。可导致不同程度的营养不足或蛋白质-热能营养不良。在无急性应激状态时，患者可以勉强维持生存。如存在应激、促进伤口愈合或抗感染时，需要进行营养治疗。

营养过剩导致的肥胖、高脂血症、糖尿病和高血压是心血管疾病的主要危险因素。部分慢性心衰患者可能会明显超重，但不同于营养不良，超重通常在较长的时间后才会产生严重的影响。营养不良是慢性心衰的一个不良预后因素。营养不良会影响心室质量和射血，导致肌肉力量减退，进而影响血流动力学参数及交感神经活动；引起免疫功能受损而使感染几率增加；出现代谢改变伴随促炎反应和氧化应激，增加内皮损伤并导致促凝状态，进一步加重心血管系统的负担。

二、心力衰竭恶病质综合征

慢性心力衰竭是一种预后较差的临床综合征，随着病程进展，患者逐渐出现消瘦、乏力、运动耐量下降，呈恶病质状态，称之为心力衰竭恶病质综合征。恶病质是心力衰竭患者死亡的独立预测因子，心力衰竭恶病质患者的自然死亡率及术前死亡率均较单纯心力衰竭患者高。恶病质这个术语包括了两个方面的含义，即炎症和摄食不足所致的分解代谢状态。近年来较为广泛接受的定义为：心力衰竭的病程超过 6 个月，体重较原来的体重减轻 7.5%，同时需除外恶性肿瘤、甲状腺疾病以及严重的肝疾病。心力衰竭恶病质的营养代谢特点主要包括以下几个方面：

1. 能量消耗增加：可能与交感神经系统的代偿性兴奋或呼吸困难有关。

2. 能量摄入不足、厌食是慢性充血性心力衰竭患者营养不良的主要原因，这与肠壁水肿导致胃肠运动减弱、恶心、低钠饮食有关。

3. 能量储备减少：肠壁水肿导致营养吸收不良。

4. 充血性心力衰竭患者的体力活动较少，导致瘦体重减少。

5. 缺氧导致血管舒张收缩功能长期失调，组织氧供不足、水钠潴留导致全身组织水肿，使内脏蛋白合成下降。

第三节　营养筛查及评估

心力衰竭是各种心脏病的严重阶段，即使优化综合治疗，患者的预后仍旧很差，5 年存活率与恶性肿瘤相当。近年来研究发现营养不良是心衰患者不良临床结局的独立预测因子，而且是心力衰竭恶病质发生发展的关键环节。一旦心衰患者进入恶病质阶段，疾病进程不可逆转，治疗效果差。因此早期确定心衰患者的营养状况，进行营养干预，可能成为改善预后的重要研究方向。

营养不良是指摄入不足、过量或比例异常，与机体的营养需求不协调，从而对机体细胞、组织、形态等造成不良影响的一种综合征，常见的营养不良包括蛋白质-能量营养不良、微量元素营养不良等。心衰患者首要关注的营养不良类型是蛋白质-能量营养不良，即能量摄入不足或者消耗过高导致患者机体能量和（或）蛋白不足。营养评价是营养治疗的第一步，旨在发现营养不良和存在营养不良风险的患者，确定营养治疗对象，进行早期干预，从而改善临床预后。

目前临床上常用的营养评价方式主要有两大类型，即单项营养指标和综合营养评价工具。

一、营养指标

（一）人体测量指标

常用的指标包括身高、体重和 BMI 等，综合评估方法还包括人体成分分析。研究表明，低水平体质指数（BMI）、小腿围、皮褶厚度等人体测量指标不仅反映心衰患者的营养状态，且对其不良临床结局具有预测价值。其中 BMI 是判断营养状态最常用的人体测量指标。Oreopoulos 等在荟萃分析中纳入 9 项研究共 28209 例心衰患者，发现低水平 BMI 可增加心衰患者的死亡风险。而 Gastelurrutia 等和 Zuchinali 等的研究则指出，皮褶厚度（三角肌和肩胛下皮褶厚度）对心衰患者的临床结局预测能力优于 BMI。还有学者指出上臂肌围、小腿围对心衰患者不良临床结局的预测性优于 BMI。因此，具有心衰不良临床结局预测能力的可能是心衰患者的营养状态，而并非 BMI，因为心衰患者循环淤血和外周水肿的疾病特征，BMI 并不能准确反映心衰患者的营养状态。由此，我们认为对心衰患者进行人体成分分析来评估营养状况会明显优于 BMI。

（二）实验室营养指标

在心衰患者单项实验室营养指标的研究中，已有较多研究证明白蛋白、总胆固醇以及低密度脂蛋白胆固醇可作为心衰患者的营养指标，也能预测其临床结局。有研究指出前白蛋白是预测心衰患者不良临床结局的最佳单项营养指标。其次为血清总胆固醇和白蛋白。

（三）膳食评估

常用的方法包括 24 小时回顾法和饮食史法，评估过程中详细记录患者每日各种食物和液体的摄入，除了正常餐次外，水果、零食、饮料等也应记录。大多数心衰患者存在能量和蛋白摄入不足，尤其是急性期患者。但也有研究者指出心衰患者能量摄入情况与正常人群并无差别，但静息状态下能量消耗却大于正常人群，导致其摄入的能量不能满足每日总能量消耗，处于明显负氮平衡状态，这可能与心衰患者处于应激状态有关。综上可以说明，心衰患者能量、蛋白质摄入不能满足机体高代谢需求，从而容易导致其营养不良状况的发生。

二、综合营养评价工具

（一）微型营养评价（mini nutritional assessment，MNA）

MNA 是 1994 年由 Guigoz Y 等创建的一种营养评价工具，欧洲肠内肠外营养学会、法国营养学会推荐使用 MNA 对老年患者进行营养评估。自 2011 年开始，有多项研究运用 MNA 对心衰患者的营养不良状况进行了评价，发现 MNA 的评价结果能独立预测心衰患者的死亡风险。2013 年 Sargento 等同时评价了 MNA 完整版和简易版对心衰患者（收缩功能障碍：左心室射血分数<40%）预后及健康生活质量的影响，发现二者对 50 例心衰患者的营养状态评价结果一致性达到 90%，COX 回归模型显示营养不良对心衰患者的死亡和再入院风险均具有独立预测价值，且营养状态与健康生活质量、B 型利钠肽水平密切相关。李薇等评价了 MNA 在中国心衰患者中应用的适用性，结果与国外相一致。

MNA 操作方法与标准：

MNA 的内容包括人体测量，整体评价、膳食问卷及主观评价等。临床评估时，可以分两步进行。

第一步（筛查）：

表7-1　微型营养评价问卷表（第一部分）

姓名		性别		出生年月	
原有疾病					
体重（kg）		身高（m）		血压（mmHg）	／
家庭地址					

表7-2　筛查（按不同程度给予量化评分）

1）既往3个月内是否由于食欲下降、消化问题、咀嚼或吞咽困难而
摄食减少？

0＝食欲完全丧失　　　　1＝食欲中等度下降　　　　2＝食欲正常

2）既往3个月内体重下降

0＝大于3kg　　　1＝不知道　　　2＝1~3kg　　　3＝无体重下降

3）活动能力

0＝需卧床或长期坐着　　　1＝能不依赖床或椅子，但不能外出

2＝能独立外出

4）既往3个月内有无重大心理变化或急性疾病？

0＝有　　　　　　　　1＝无

5）神经心理问题

0＝严重智力减退或抑郁　　　1＝轻度智力减退　　　2＝无问题

6）BMI（kg/m^2）

0＝小于18.5　　　　1＝18.5~小于23.9　　　　2＝24~小于28

3＝大于或等于28

筛查总分（14）：≥12　无营养不良的风险，无需进行以下评价

　　　　　　　　≤11　可能存在营养不良，继续进行以下评价

207

第二步（评价）：

表 7-3 微型营养评价问卷表（第二部分）

评价内容

7）独立生活（无护理或不住院）？

　　0=否　　　　　　　　　1=是

8）每日应用处方药超过 3 种？

　　0=是　　　　　　　　　1=否

9）褥疮或皮肤溃疡？

　　0=是　　　　　　　　　1=否

10）每日几次完成全部饭菜？

　　0=1 餐　　　　　　1=2 餐　　　　　　2=3 餐

11）蛋白质摄入情况：

　　* 每日至少 1 份奶制品？

　　A）是　　　　　　　　B）否

　　* 每周 2 份以上莱果或蛋？

　　A）是　　　　　　　　B）否

　　* 每日肉、鱼或家禽？

　　A）是　　　　　　　　B）否

　　0.0=0 或 1 个"是"　0.5=2 个"是"　　　1.0=3 个"是"

12）每日 2 份以上水果或蔬菜？

　　0=否　　　　　　　　　1=是

13）每日饮水量（水、果汁、咖啡、茶、奶等）：

　　0.0=小于 3 杯　　　0.5=3~5 杯　　　1.0≥5 杯

14）喂养方式：

　　0=无法独立进食　　1=独立进食稍有困难　　2=完全独立进食

15）自我评定营养状况：

　　0=营养不良　　　1=不能确定　　　　2=营养良好

16）与同龄人相比，你如何评价自己的健康状况？

0. 0=不太好　　0. 5=不知道　　1. 0=好　　2. 0=较好

17）上臂围（cm）：

0. 0=小于21　　0. 5=21~22　　1. 0≥22

18）腓肠肌围（cm）：

0=小于31　　　1≥31

评价总分（16）

筛查总分（14）

筛查总分+评价总分=MNA总分（30）

MNA分级标准：总分≥24表示营养状况良好；

总分17~23. 5表示存在发生营养不良的危险；

总分<17表示有确定的营养不良。

资料来源：石汉平，李薇，齐玉梅等．营养筛查与评估．北京：人民卫生出版社，2014.

（二）营养风险筛查（Nutritional Risk Screening，NRS）

NRS是2003年由丹麦学者（Kondrup J，Rasmussen HH，Hamberg O）、瑞士学者（Stanga Z）及欧洲肠内肠外营养学会特别工作组提出的一种营养筛查方法，中华医学会推荐NRS可作为住院患者营养筛查的首选工具。2014年Kjerstin等首次将NRS运用于评价131例心衰患者的营养状态，并将疾病严重性根据纽约心脏协会（NYHA）心功能分级作如下规定，NYHAⅡ~Ⅲ级（患者虚弱但不需要卧床）为1分，NYHAⅣ级需要卧床休息者为2分，NYHAⅣ级需重症监护者为3分，结果显示营养风险的发生率为57. 3%，营养风险患者的中位住院时间以及并发症发生率明显高于营养正常患者。

NRS操作方法与标准：NRS由第一步（初步）筛查和第二步（最终）筛查两个部分组成。

初步筛查：

（1）BMI <18.5 ？是否

（2）患者在过去 3 个月有体重下降吗？是否

（3）患者在过去一周内有摄食减少？是否

（4）患者有严重的疾病吗？（如 ICU 治疗）是否

结果判断：

如果以上任意一问题回答"是"，则直接进入第二步营养筛查，即最终筛查。

如果所有的问题回答"否"，说明患者目前没有营养风险，无需进行第二步筛查，但应每周重复调查 1 次。

最终筛查筛查分为三部分，筛查结果由三部分分数构成。

1）评分一：营养状态受损评分（　　　）

没有	0 分	正常营养状态
轻度	1 分	3 个月内体重丢失 >5%，或食物摄入比正常需要量低 25%~50%
中度	2 分	一般情况差或 2 个月内体重丢失 >5%，或食物摄入比正常需要量低 50%~75%
重度	3 分	BMI<18.5 且一般情况差，或 1 个月内体重丢失 >5%（或 3 个月体重下降 15%），或者前 1 周食物摄入比正常需要量低 75%~100%

2）评分二：疾病的严重程度评分（　　　）

没有	0 分	正常营养需要量
轻度	1 分	需要量轻度提高：髋关节骨折，慢性疾病有急性并发症者：肝硬化，COPD，血液透析，糖尿病，一般肿瘤患者
中度	2 分	需要量中度增加：腹部大手术，脑梗，重度肺炎，血液恶性肿瘤
重度	3 分	需要量明显增加：颅脑损伤，骨髓移植 APACHE>10 分的 ICU 患者

3）评分三：年龄超过 70 岁者总分加 1 分，年龄调整后计算总分值

营养风险筛查结果评价：

注：总分≥3 分：患者处于营养风险，开始制定营养资料计划；

总分<3 分：每周复查营养风险筛查。

资料来源：石汉平，李薇，齐玉梅，等. 营养筛查与评估. 北京：人民卫生出版社，2014.

（三）营养风险指数（nutritional risk index，NRI）

NRI 于 2003 年由法国营养学会推介在住院人群中使用，是由 Buzby 等结合白蛋白和平时体重提出的一种营养评价方式。2011 年，Aziz 等首次将 NRI 用于评价 1740 例急性失代偿期心衰患者的营养状况，其中中度、重度营养不良占 34%。校正相关危险因素后，多元 logistic 回归模型显示低 NRI 评分是心衰患者住院周期延长的独立危险因素，并且低 NRI 患者的再住院率和病死率均明显增加。这与其他多项研究的结果相似，因此，NRI 能独立预测心衰患者死亡风险。

NRI 操作方法与标准：

通过下表公式计算营养风险指数

营养风险指数

NRI = 1.519×血清白蛋白浓度（g/L）+41.7×（目前体重/日常体重）

营养不良程度评分值

1. 正常：>100

2. 临界营养不良：97.5~100

3. 轻度营养不良：83.5~97.5

4. 严重营养不良<83.5

日常体重：患者 2 个月前至 6 个月前体重的最高值（kg）

血清白蛋白浓度可经由血液检查获得（g/L）

（资料来源：石汉平，李薇，齐玉梅，等. 营养筛查与评估. 北京：人民卫生出版社，2014.）

综上所述，心衰患者营养不良发生率高，并且营养状况可独立预测不良临床结局，因此准确评估心衰患者营养状况，对其进行临床营养干预，也许会成为改善患者预后的重要方向。目前用于心衰患者营养评价的工具均不是专门针对心衰设计，各有优缺点。

单项营养指标对心衰患者营养状态评价的准确性受到较多因素的影响，比如心衰患者机体氧化应激炎症反应、肝脏淤血导致合成能力下降以及体液潴留稀释等均会影响单项营养指标的准确性，其中心衰水肿问题最为明显。研究发现，即使是稳定期心衰患者仍有 30%~40% 存在水肿，但利用生物电阻抗、双能 X 线吸收法等技术能排除患者体液潴留的影响，可以准确判断患者干体重。

综合营养评价工具在心衰患者中的运用价值近年来逐步显现。其中 MNA 是目前心衰营养评价中的运用最多的综合性工具，其营养评价能力以及不良预后预测能力已被初步认可。这可能与 MNA 被视为老年患者营养评价的"金标准"，而心衰发病严重偏老龄化有一定相关性。但 MNA 在心衰患者营养评价中仍存在一定局限性，条目中存在的主观问题，如对患者心理状态、自身营养、健康状况的评价，影响 MNA 的稳定性，神志不清的患者不能完成量表评估，饮食部分为定性评价，未考虑心衰患者胃肠道淤血引起的消化吸收障碍，人体测量部分，BMI、小腿围、体质量下降趋势等指标的准确性受心衰患者体液潴留的影响。NRS2002 中人体测量指标部分的准确性亦受心衰患者体液潴留的影响，因此，其在心衰患者中的应用价值有待更多大样本量的研究证实。

NRI 等客观营养指数，结合简单的实验室指标和人体测量指标计算而得，评价结果不受患者和实施者主观因素干扰，相对稳定。但客观营养指数依旧不能避免炎症反应、循环淤血等干扰因素。此外与 MNA、NRS2002 等相比，客观营养指数由实验室指标计算而得，在一定程度上提高了评估成本，延长了评价时间，也不适用于对社区、养老院等地方的心衰患者进行营养筛查。

鉴于 MNA 运用更为广泛，且不需作实验室检查，医护人员经简单培训即可快速完成营养评价，并且适用范围广，已被国内外多项心衰研究初步认可等优势，可作为心衰患者营养筛查的首选推介。但由于 MNA 在心衰患者中的应用仍存在一定局限性。因此，需要探索更加可靠有效的疾病特异性心衰营养筛查工具，准确评估心衰患者的营养状态，预测其临床结局。

第四节　心衰康复患者的饮食营养治疗

心衰患者的营养治疗的目标为保证能量和营养素供应，纠正营养素缺乏；降低代谢消耗，减轻代谢负担；稳固内环境，减少并发症和合并症；稳定代偿期，延缓失代偿期的到来，预防和控制心源性恶病质，提高生命质量。

心衰患者的营养治疗原则主要是在减轻心脏负荷的同时，供给心肌充足的营养，维护心肌的功能。饮食要少食多餐，选择食物要容易消化吸收，限制钠盐的摄入，防止水肿，保护心脏。

一、急性心衰的营养治疗

急性心衰是指心衰症状和体征迅速发生或恶化。临床上以急性左心衰最为常见，急性右心衰较少见。急性左心衰是指急性发作或加重的左心功能异常所致的心肌收缩力明显降低、心脏负荷加重，造成急性心排血量骤降、肺循环压力突然升高、周围循环阻力增加，从而引起肺循环充血而出现急性肺淤血、肺水肿，以及伴组织器官灌注不足的心源性休克的一种临床综合征。

急性心衰的营养治疗要求

1. 严格进行出入量管理 肺淤血、体循环淤血及水肿明显者应严格限制饮水量和静脉输液速度。无明显低血容量因素（大出血、严重脱水、大汗淋漓等）者，每天摄入液体量一般宜在 1500ml 以内，不要超过 2000ml。保持每天出入量负平衡约 500ml，严重肺水肿者水负平衡为 1000~2000ml/d，甚至可达 3000~5000ml/d，以减少水钠潴留，缓解症状。3~5 天后，如果肺淤血、水肿明显消退，应减少水负平衡量，逐渐过渡到出入量大体平衡。在负平衡下应注意防止发生低血容量、低血钾和低血钠等。限钠对控制 NYHA Ⅲ~Ⅳ 级心衰患者的充血症状和体征有帮助。心衰急性发作伴有容量负荷过重的患者，要限制钠摄入 <2g/d。一般不主张严格限制钠摄入和将限钠扩大到轻度或稳定期心衰患者，因其对肾功能和神经体液机制具有不利作用，并可能与慢性代偿性心衰患者预后较差相关。

2. 急性心力衰竭发病 2~3 天内 应以流质食物为主，每天总热能 500~800kcal，液体量约 1000ml。

3. 应少量多餐 避免一次进食量过多引起胃肠过度充盈，抬高横膈膜而增加心脏负担，每日 4~5 餐，以防引起心律失常。

4. 流食 可进食藕粉、米汤、菜水、去油过筛肉汤、淡茶水、红枣泥汤等。

5. 不宜食用 凡是胀气、刺激性的流质饮食均不宜食用，如豆浆、牛奶、浓茶、咖啡等。

6. 钾、钠 还应结合血中电解质及病情变化调整饮食中钾、钠供给。

7. 膳食过渡 随病情好转，逐渐过渡到半流质饮食，每天总热量 1000kcal 左右。宜选择清淡易消化吸收的食物，如鱼类、鸡蛋清、瘦肉、碎嫩蔬菜、水果、面条、馄饨、粥等，仍应注意少量多餐，不宜过冷过热，保持大便通畅，排便时不宜用力过大。然后可进食软食（参见慢性心力衰竭部分）。

二、慢性心衰的营养治疗

慢性心力衰竭进展缓慢且常伴水、钠潴留，预后较差。营养治疗方面主要在于减轻心脏负荷，增加心肌收缩力和减少钠潴留。慢性心衰病程较长，合理的营养和饮食措施对本病的治疗和康复有重要意义。

心力衰竭的营养治疗与药物治疗是彼此联系而又相辅相成的。制订营养治疗方案前，应了解患者用药情况包括利尿药、降压药，了解患者血钠、血钾水平、肾功能、补液量及电解质种类、数量。了解患者膳食史、膳食习惯及患者可接受的价格等，食品制作方法要合理、要适宜，修改营养治疗方案要随访，征求主管医生和患者意见，根据病情和患者接受情况进行。

（一）慢性心衰的营养治疗原则

1. 适当的能量摄入　既要控制体重增长，又要防止心脏疾病相关性营养不良发生。心衰患者的能量需求取决于目前的干重（无水肿情况下的体重）、活动受限程度以及心衰程度，一般给予 25～30kcal/kg 理想体重。心力衰竭症状明显时，可限制能量至 600kcal/d，随着病情缓解逐渐加至 1000～1500kcal/d。活动受限的超重和肥胖患者，必须减重以达到一个适当体重，以免增加心肌负荷。已知肥胖不论对循环或呼吸都是不利的，特别是当心力衰竭发生时，由于它可引起膈的抬高，肺容积的减少及心脏位置的变化，因而成为一个更加严重的因素。此外，肥胖还将加重心脏本身的负担。因此，宜采用低能量膳食，以使患者的净体重维持在正常或略低于正常的水平，而且，低能量膳食将减少身体的氧消耗，从而也减轻心脏

的工作负荷。因此，对于肥胖患者，低能量平衡饮食（1000~
1200kcal/d）可以减少心脏负荷，有利于体重减轻，并确保患
者没有营养不良。严重的心衰患者，应按照临床实际情况需要
进行相应的饮食治疗。

2. 控制液体量　控制液体摄入，减轻心脏负担。对于充
血性心力衰竭，一般水的潴留常继发于钠的潴留。身体内潴留
7克氯化钠的同时，必然潴留1升水，才能维持体内渗透压的
平衡，因此在采取低钠饮食时，可不必严格限制进水量，以解
除口渴感，并使患者舒服为宜。事实上摄入液体反而可促进排
尿而使皮下水肿减轻。国外学者认为，在严格限制钠盐摄入的
同时，每日摄入2000~3000ml水，则钠和水的净排出量可较
每日摄入1500ml时高，但超过3000ml时则不能使钠和水的净
排出量有所增加，考虑到这种情况，加上过多液体的摄入可加
重循环负担，故国内学者主张对一般患者的液体摄入量限为
1000~1500ml/d（夏季可为1500~2000ml/d），但应根据病情
及个体的习惯而有所不同，口服液体量应控制在1000ml/d。
对于严重心力衰竭者，尤其是伴有肾功能减退的患者，由于排
水能力降低，在采取低钠饮食的同时，应适当控制水分的摄
入，否则可能导致稀释性低钠血症，该症是顽固性心力衰竭的
重要诱因之一。一旦有这种情况发生，应将液体摄入量限制为
500~1000ml/d，并采用药物治疗。常用食物含水量见表7-4：

表7-4　常用食物含水量表

食物名称	食物含水量 （g/100g）	食物名称	食物含水量 （g/100g）
馒头	43.9	木耳（水发）	91.8
烧饼（加糖）	25.9	鲜蘑	92.4
油饼	24.8	海带（水浸）	94.1
油条	21.8	苹果	85.9

食物名称	食物含水量 （g/100g）	食物名称	食物含水量 （g/100g）
粳米饭（蒸）	70.6	梨	85.8
籼米饭（蒸）	71.1	桃	86.4
粳米粥	88.6	红果（大山楂）	73.0
小米粥	89.3	鲜枣	67.4
红豆粥	84.4	樱桃	88.0
牛奶	89.8	杏	89.4
酸奶	84.7	李子	90.0
鸡蛋	74.1	葡萄	88.7
鸡蛋白	84.4	柿	80.6
鸡蛋黄	51.5	猕猴桃	83.4
咸鸭蛋	61.3	草莓	91.3
松花蛋	66.4	橙	87.4
鸭蛋	70.3	柑橘	86.9
鹌鹑蛋	73.0	柚	89.0
猪肉（瘦）	71.0	香蕉	75.8
牛肉（瘦）	75.2	芒果	90.6
酱牛肉	50.7	荔枝	81.9
羊肉（瘦）	74.2	枇杷	89.3
鸡胸脯肉	72.0	白兰瓜	93.2
鸡腿	70.2	哈蜜瓜	91.0
扒鸡	56.0	甜瓜	92.9
豆腐	82.8	西瓜	93.3

食物名称	食物含水量 （g/100g）	食物名称	食物含水量 （g/100g）
豆腐（北）	80.0	核桃（干）	5.2
豆腐（南）	87.9	栗子（熟）	46.6
豆腐（内酯）	89.2	酿皮	72.4
豆腐脑	96.7	蛋糕	18.6
豆浆	96.4	黄蛋糕	27.0
豆腐丝	58.4	面包	27.4
腐竹	7.9	法式牛角面包	21.3
油豆腐	58.8	果料面包	31.2
豆腐干	65.2	维生素面包	36.1
素鸡	64.3	饼干	5.7
茄子	93.4	曲奇饼干	1.9
西红柿	94.4	苏打饼干	5.7
白萝卜	93.4	维夫饼干	10.3
胡萝卜	89.2	鲜橘汁（纸盒）	92.5
扁豆	88.3	柠檬汁	93.1
绿豆芽	94.6	果味奶	95.5
黄豆芽	88.8	喜乐（乳酸饮料）	86.8
冬瓜	96.6	杏仁露	89.7
油菜	92.9	冰棍	88.3
大白菜	94.6	冰激凌	74.4
小白菜	94.5	三明治冰激淋	64.0
圆白菜	93.2	绵白糖	0.9

食物名称	食物含水量 (g/100g)	食物名称	食物含水量 (g/100g)
菠菜	91.2	冰糖	0.6
芹菜	94.2	红糖	1.9
荠菜	90.6	奶糖	5.6
莴笋	95.5	巧克力	1.0
荸荠	83.6	苹果脯	14.2
藕	80.5	金糕	55.0
山药	84.8	山楂果丹皮	16.7

资料来源：杨月欣，王光亚，潘兴昌主编，中国食物成分表（第一册，2009，北京大学医学出版社，2009）

3. 限制钠盐的摄入　以预防和减轻水肿，应根据病情选用低盐、无盐、低钠饮食。食盐含钠391mg/g。低盐饮食指烹调用食盐的量在2g/d以内，或相当于酱油10ml（一般每5ml酱油含食盐1g），全天主、副食的含钠量应少于1500mg。无盐饮食即烹调时不加食盐及酱油，全天主、副食的含钠量应少于700mg。低钠饮食除烹调时不放食盐及酱油外，全天主副食含钠量小于500mg应选用含钠在100mg/100g以下的食物。若大量利尿时应考虑会丢失钠，可以适当增加食盐量或选用一些含钠量高的食物以预防低钠血症。常用食物的含钠量可参考表7-5：

表7-5　常用食物含钠量表

食物名称	食物含钠量 (mg/100g)	食物名称	食物含钠量 (mg/100g)
馒头	165.1	心里美萝卜	85.4
花卷	95.0	茄子	5.4

食物名称	食物含钠量 （mg/100g）	食物名称	食物含钠量 （mg/100g）
挂面	184.5	西红柿	5.0
面条	28.0	黄瓜	4.9
烧饼（加糖）	62.5	南瓜	0.8
油饼	572.5	扁豆	3.8
油条	582.5	绿豆芽	4.4
煎饼	85.5	黄豆芽	7.2
豆腐脑（带卤）	235.6	豌豆苗	18.5
蜜麻花	361.5	冬瓜	1.8
酿皮	514.8	油菜	55.8
蛋糕	67.8	大白菜	57.5
米饭	2.5	小白菜	73.5
桃酥	33.9	圆白菜	27.2
面包	230.4	菠菜	85.2
方便面	1144.0	菜花	31.6
饼干	204.1	芹菜茎	159.0
粳米饭（蒸）	3.3	芹菜叶	83
籼米饭（蒸）	1.7	荠菜	31.6
粳米粥	2.8	莴笋	36.5
小米粥	4.1	荸荠	15.7
红豆粥	2.3	藕	44.2
牛奶	37.2	山药	18.6
酸奶	39.8	木耳（水发）	8.5

第七章　心力衰竭康复患者的营养管理

食物名称	食物含钠量 (mg/100g)	食物名称	食物含钠量 (mg/100g)
鸡蛋	131.5	鲜蘑	8.3
鸡蛋白	79.4	海带（水浸）	107.6
鸡蛋黄	54.9	苹果	1.6
鹌鹑蛋	106.6	梨	2.1
鹌鹑蛋（五香罐头）	711.5	桃	5.7
咸鸭蛋	2706.1	杏	2.3
猪肉（瘦）	57.5	葡萄	1.3
牛肉（瘦）	53.6	柑橘	1.4
酱牛肉	869.2	哈蜜瓜	26.7
羊肉（瘦）	69.4	西瓜	3.2
鸡胸脯肉	34.4	核桃（干）	6.4
鸡腿	64.4	杏仁	8.3
扒鸡	1000.7	花生（炒）	34.8
豆腐	7.2	葵花子（生）	5.5
豆腐（北）	7.3	葵花子（炒）	1322.0
豆腐（南）	3.1	鲜橘汁（纸盒）	4.2
豆腐（内酯）	6.4	三明治冰激淋	179.5
豆腐脑	2.8	冰棍	20.4
豆浆	3.0	海棠脯	200.5
豆腐丝	20.6	桃脯	243.0
腐竹	26.5	苹果脯	12.8
油豆腐	32.5	山楂果丹皮	115.5

食物名称	食物含钠量 （mg/100g）	食物名称	食物含钠量 （mg/100g）
豆腐干	76.5	酱油	5757.0
素鸡	373.8	醋	262.1
马铃薯	2.7	黄酱	3606.1
甘薯（白心）	58.2	甜面酱	2097.2
甘薯（红心）	28.5	腐乳（红）	3091.0
红小豆	2.2	腐乳（白）	2460.0
花豆（紫）	19.6	酱黄瓜	3769.5
芸豆（杂）	10.5	八宝菜	2843.2
蚕豆	86	榨菜	4252.6
白萝卜	61.8	味精	8160.0
胡萝卜	25.1		

资料来源：杨月欣，王光亚，潘兴昌主编，中国食物成分表（北京大学医学出版社，2009）

4. 适当限制蛋白质　一般来说，对蛋白质的摄入量不必限制过严，1g/（kg·d）为宜，每天 50~70g。但当心衰严重时，则应减少蛋白质的供给量，可给予蛋白质 25~30g，逐渐增加至 40~50g，病情稳定后，给予蛋白质 0.8g/（kg·d），其中优质蛋白质应占总蛋白的 2/3 以上，以促进心肌蛋白质的合成，保证心肌力量。蛋白质的特殊动力作用可能会增加心脏额外的能量需求以及增加机体的代谢率，因此需有不同程度的限制。

5. 碳水化合物的摄入　对于慢性心衰患者建议给予 300~350g/d 的谷类食物。谷类食物中碳水化物含量高，易于消化，在胃中停留时间短，排空快，可减少心脏受胃膨胀的压迫。特别应选食淀粉及多糖类含量高的食物，如精制大米和面粉，少吃精制糖（如蔗糖、白砂糖等）、甜点心，预防肥胖及甘油三酯升高，并预防粗粮中的粗纤维引起胀气。

6. 控制脂肪摄入 肥胖者应限制脂肪的摄入量，宜按40~60g/d供给。每日烹调用油量控制在25g以内。脂肪类食物产热能高，不利于消化，在胃内停留时间较长，使胃饱胀不适。另外，过多脂肪能抑制胃液分泌，影响消化，导致脂肪堆积，可能会包绕心脏，压迫心肌。若腹部脂肪过多可以使横膈上升，也会压迫心脏，使人感到闷胀不适。

在心衰患者的低脂膳食中，应给予 ω-3 多不饱和脂肪酸：食用富含 ω-3 多不饱和脂肪酸的鱼类和鱼油可以降低血中高甘油三酯水平，预防房颤，甚至有可能降低心衰病死率。建议每天从海鱼或者鱼油补充剂中摄入 1gω-3 多不饱和脂肪酸。

7. 补充维生素 充血性心力衰竭患者经常无食欲，加上低钠饮食味道贫乏，因此膳食中应注意富含多种维生素，如口味清淡、刺激食欲的鲜嫩蔬菜、绿叶菜汁、山楂、鲜枣、草莓、香蕉、橘子等，必要时应口服补充 B 族维生素和维生素 C 等，以保护心肌功能，增强机体抵抗力。因为维生素 B_1 缺乏可导致脚气病，出现心脏病症状，并诱发高排血量型的充血性心力衰竭。叶酸缺乏可引起心脏增大伴充血性心力衰竭。并且，摄入丰富的膳食叶酸和维生素 B_1 与心衰及卒中死亡风险降低有关，同时有可能降低高同型半胱氨酸血症。

8. 控制电解质平衡

（1）钾：钾的平衡失调是充血性心力衰竭中最常见的电解质紊乱之一。成人每日约需钾 3~4g，临床中最常遇到的是缺钾，主要发生于摄入不足如营养不良、食欲缺乏和吸收不良等；额外丢失如呕吐、腹泻、吸收不良综合征等；经肾脏丢失如肾病、肾上腺皮质功能亢进、代谢性碱中毒、利尿剂治疗；其他情况如胃肠外营养、透析等。缺钾可引起肠麻痹、严重心律失常、呼吸麻痹等，并易诱发洋地黄中毒等，可导致严重后果。故长期使用利尿剂的患者应鼓励其多摄入含钾量较高的蔬菜与水果，如干蘑菇、紫菜、荸荠、马铃薯、菠菜、苋菜、香蕉、橘子、枣、番木瓜等。必要时应进行补钾治疗，或将排钾与保钾利尿剂配合应用。

另一方面，严重的心力衰竭或伴有肾功能减退以及使用保钾利尿剂时则可能产生高钾血症。轻度患者可采用控制饮食中的钾，停用保钾利尿剂等措施；中度或重度高钾血症应立即采用药物治疗。常用食物的钾含量可参考表7-6：

表7-6　常用食物含钾量表

食物名称	食物含钾量（mg/100g）	食物名称	食物含钾量（mg/100g）
馒头	138	心里美萝卜	116
花卷	83	茄子	142
挂面	129	西红柿	163
面条	135	黄瓜	102
烧饼（加糖）	122	南瓜	145
油饼	106	扁豆	178
油条	227	绿豆芽	68
煎饼	117	黄豆芽	160
豆腐脑（带卤）	108	豌豆苗	222
蜜麻花	135	冬瓜	78
酿皮	138	油菜	210
蛋糕	77	大白菜（白梗）	130
米饭	30	小白菜	178
桃酥	90	圆白菜	124

食物名称	食物含钾量 （mg/100g）	食物名称	食物含钾量 （mg/100g）
面包	88	菠菜	311
方便面	134	菜花	200
饼干	85	芹菜茎	206
粳米饭（蒸）	39	芹菜叶	137
籼米饭（蒸）	21	荠菜	280
粳米粥	13	莴笋	212
小米粥	19	荸荠	306
红豆粥	45	藕	243
牛奶	109	山药	213
酸奶	150	木耳（水发）	342
鸡蛋	154	鲜蘑	312
鸡蛋白	132	海带（水浸）	222
鸡蛋黄	95	苹果	119
鹌鹑蛋	138	梨	92
鹌鹑蛋（五香罐头）	41	桃	166
咸鸭蛋	184	杏	226
猪肉（瘦）	305	葡萄	104
牛肉（瘦）	284	柑橘	154
酱牛肉	148	哈蜜瓜	190
羊肉（瘦）	403	西瓜	87
鸡胸脯肉	338	核桃（干）	385
鸡腿	242	杏仁	106

第七章 心力衰竭康复患者的营养管理

食物名称	食物含钾量 （mg/100g）	食物名称	食物含钾量 （mg/100g）
扒鸡	149	花生（炒）	563
豆腐	125	葵花子（生）	562
豆腐（北）	106	葵花子（炒）	491
豆腐（南）	154	鲜橘汁（纸盒）	3
豆腐（内酯）	95	三明治冰激淋	162
豆腐脑	107	冰棍	…
豆浆	48	海棠脯	144
豆腐丝	74	桃脯	286
腐竹	553	苹果脯	67
油豆腐	158	山楂果丹皮	312
豆腐干	140	酱油	337
素鸡	42	醋	351
马铃薯	342	黄酱	508
甘薯（白心）	174	甜面酱	189
甘薯（红心）	130	腐乳（红）	81
红小豆	860	腐乳（白）	84
花豆（紫）	641	酱黄瓜	299
芸豆（杂）	1058	八宝菜	109
蚕豆	1117	榨菜	363
白萝卜	173	味精	4
胡萝卜	193	蘑菇（干）	1225

资料来源：杨月欣，王光亚，潘兴昌主编，中国食物成分表（北京大学医学出版社，2009）

（2）钙：钙与心肌的收缩性密切相关，给予适量的钙可以维持正常的心肌活动。心衰患者每日需钙量以600～800mg为宜。高钙可引起期外收缩及室性异位收缩，低钙又可使心肌收缩性减弱，故保持钙的平衡在治疗中有积极意义。

（3）镁：镁能帮助心肌细胞消除毒性物质，维持正常节律，在充血性心力衰竭中可因镁摄入不足、利尿剂等药物引起镁排出过高或吸收不良，致镁浓度降低，如不及时纠正，可进一步加重心力衰竭甚至诱发洋地黄中毒。增加镁的摄入对治疗有利，可适当选择富含镁的膳食进行补充。

9. 少食多餐，食物应以软、烂、细为主，易于消化。

患者应少量多餐，每日5～6餐为宜；另外，所有食物均应烹制软烂，使其易于消化吸收，以减轻患者由于消化食物而增加心脏负担。

10. 戒烟、戒酒。

心衰患者应戒除烟、酒，以免加重病情。

11. 具体膳食安排

（1）可选用的食物：因为心功能不全时，肝脏及消化道淤血，消化能力减弱，患者所用的膳食应以半流质和软食为主，宜选用体积小且易消化的食物，如：①粮谷类：大米、面粉、小米、玉米等；②豆制品：豆腐、豆浆等，豇豆、鲜豌豆也可以吃；③蔬菜类：除含钠高的芹菜、青萝卜、油菜心、空心菜、茼蒿、菠菜、卷心菜等以外，其他蔬菜均可食用；④水果：除含安息香酸钠的罐头、果汁制品，其他均可食用；⑤猪肉、鸡肉、牛肉、淡水鱼肉中含钠量中等，每日摄入量控制在120g以内；⑥鸡蛋、鸭蛋每日或隔日吃1个；⑦牛奶每日不超过250g（含钠125mg），最好用豆浆代替牛奶；⑧油脂类：以植物油为主；⑨饮料：淡茶或白开水；⑩调料：醋、糖、胡椒、葱、姜、咖喱。

（2）禁用食物：首先是含钠较多的食物：①食盐、苏打、发酵粉、石碱制成的馒头、饼干、面包、挂面等，有碱的馒头120g含钠量相当于食盐约1g；②含食盐及安息香酸钠的罐头、肉松、香肠、火腿、腊肉、咸肉、松花蛋等；③咸鱼、熏肉及含钠高的海鱼；④腐乳、豆腐干等；⑤乳酪、奶油；⑥各种含钠饮料（汽水、啤酒等）及调味品（酱油、番茄酱、味精、豆瓣酱等）；⑦糖果及干果（多数糖果、干果含有食盐）如葡萄干、巧克力、果仁含钠量均高；⑧咸菜、酱菜、榨菜及部分含钠高的蔬菜。

其次是刺激性大、产气性强、含嘌呤多的食物：如浓茶、烈酒、干豆、大蒜、辣椒、鱼肉汤汁等。

此外，戊巴比妥钠、溴化钠、谷氨酸钠、乳酸钠、碳酸氢钠等药物中也含有一定的钠，应该予以注意。

（3）烹调要求：由于限制食盐，烹调时可适当添加糖、醋、无盐酱油、代盐、少钠酱等。其中代盐、无盐酱油含较多的钾，不能过量使用，以免发生高钾血症。

（4）餐次安排：以少量多餐为宜，每日5~6餐，避免过饱引起胃肠道过度充盈，使膈肌抬高，增加心脏负担，诱发心律失常或心绞痛。

第五节　肠内肠外营养支持

心力衰竭恶病质患者有发生营养不良的危险，应进行正规的营养监测评估并给予营养支持治疗。对心力衰竭恶病质患者在心力衰竭治疗同时给予合理的营养支持，可显著改善营养状态，提高心力衰竭治疗效果，有效阻止心力衰竭恶病质的进展。对于不能利用肠道的患者，可选择肠外营养。肠内营养支持应在血流动力学稳定后实施。

一、营养支持的实施要点

若患者的肠道能被利用，则应尽量首选肠内营养；当肠道功能未恢复或不能耐受肠内营养时可选择部分或全部使用肠外营养。

1. 营养支持的配方

（1）肠外营养支持（PN）：给予非蛋白质热量 20 ~ 30Kcal/（kg·d），糖脂比为 6：4，热氮比 100 ~ 150kcal：1g。据患者的应激程度可适当调低非蛋白热量的摄入量；可选择含谷氨酰胺的 PN 配方。配方中可选用高浓度的葡萄糖、脂肪乳剂及氨基酸，以减少输入的总液量。对于肠外营养支持来说，外周静脉营养输注的渗透压应低于 600mOsm/L，中心静脉渗透压应低 800mOsm/L。

（2）肠内营养支持（EN）：可采用高能量密度（1.5kcal/ml）的 EN 配方，也可适当添加谷氨酰胺、ω-3 脂肪酸、维生素 C、维生素 E 等抗氧化剂和免疫调节剂。高热量密度配方能减少输入的液体总量，有利于减轻心脏的负荷。渗透压最好控制在 400mOsm/L 以内，一般渗透压超过 320mOsm/L 就会出现胃排空延缓；超过 550mOsm/L，可导致胃潴留、恶心、呕吐和严重的腹泻。

（3）心衰患者从 TPN 过渡到 TEN 应关注的以下几个方面：

1）关注渗透压和液体负荷；

2）围绕营养需求和机体耐受的平衡点制定计划；

3）联合喂养统一考虑能量、营养素和喂养容量；

4）视病情及胃肠功能恢复情况尽早 EN；

5）先增加 EN 量，患者耐受良好，再减 PN；

6）减少 PN 时，先减氨基酸，后减糖，每日减糖量<50%；

7）TEN 选用高能量密度配方，能量及营养素参照 TPN 可逐步提高；

8）EN 首选优质整蛋白配方：如果病情需要，可从氨基酸配方过渡到多肽，然后到整蛋白配方。

2. 营养支持的途径及输注方法

（1）因为 PN 配方为高浓度，因此以经中心静脉导管注入为宜，在 24 小时内均匀输入。

（2）EN 的实施可经鼻肠管、胃造口管或空肠造口管喂养。同样应在 24 小时内均匀输入。PN、EN 的均匀输入能减轻心脏负荷。营养支持实施时，应特别注意减慢输注速度，从小剂量开始，适应后再逐步增加。

3. 特殊并发症及其监测

（1）慢性充血性心力衰竭患者的营养支持治疗应兼顾心脏负荷能力及营养状态的维持。虽然此时水钠摄入的限制常常是必要的，但也要预防严重低钠血症的发生，特别是对高龄患者实施严格限钠时需格外注意。另外，采取利尿措施的患者易出现低镁、低钾，也应有所警惕。

（2）血流动力学尚未稳定而实施肠内营养可能会发生致命但很罕见的并发症—肠坏死，可能与肠系膜血流减少有关。

（3）监测：营养支持前后应严密监测与心功能相关的指标。尤其是血脂、中心静脉压、肺毛细血管楔压、水电解质和酸碱平衡、尿量、24 小时出入量等，EN 时必须密切观察腹部情况。及时调整配方和评估营养支持的效果。

参考文献

1. 中华医学会心血管病学分会，中华心血管病杂志编辑委员会. 中国心力衰竭诊断和治疗指南 2014 ［J］. 中华心血管病杂志，2014，42（2）：98-122.

2. 陈伟伟，高润霖，刘力生等. 中国心血管病报告 2015（概要）［J］.

中国循环杂志, 2016, 31: 624-632.

3. 李勇, 张玉梅. 心脑血管疾病的非药物防治 [M]. 北京: 北京大学医学出版社, 2008: 68-72.

4. 蔡东联. 实用营养师手册 [M]. 北京: 人民卫生出版社, 2009: 973-978.

5. Kalantar-Zadeh K, Block G, Horwich T, Fonarow G. Reverse Epidemiology Of Conventional Cardiovascular Risk Factors in Patients With Chronic Heart Failure [J]. *J Am Coil Cardiol*, 2004, 43: 1439-1444.

6. 刘均娥, 范旻. 临床营养护理学 [M]. 北京: 北京大学医学出版社, 2009: . 255-259.

7. 于康. 实用临床营养手册 [M]. 北京: 科学出版社, 2010: 407-409.

8. MosterdA, HoesAW. Clinicalepidemiologyofheart failure [J]. Heart, 2007, 93 (9): 1137-1146.

9. AraujoJP, LourencoP, Rocha-GonalvesF, et al. Nutritional markers and prognosis in cardiac cachexia [J]. Int J Cardiol, 2011, 146 (3): 359-363.

10. 张颐, 蒋朱明. 营养筛查、评定与干预是成人营养诊疗的关键步骤: 美国肠外肠内营养学会 (ASPEN) 2011 年临床指南 [J]. 中华临床营养杂志, 2012, 20 (5): 261-268.

11. 石汉平, 李薇, 齐玉梅等. 营养筛查与评估 [M]. 北京: 人民卫生出版社. 2014: 1-151.

12. 汪玉洁, 陈锦秀. 营养评价工具在肿瘤患者中的应用研究进展 [J]. 中华护理杂志, 2012, 47 (7): 666-669.

13. GastelurrutiaP, LuponJ, DomingoM, et al. Usefulness of body mass index to characterize nutritional status in patients with heart failure [J]. Am J Cardiol, 2011, 108 (8): 1166-1170.

14. OreopoulosA, PadwalR, Kalantar-ZadehK, et al. Body mass index and mortality in heart failure: a meta-analysis [J]. Am Heart J, 2008, 156 (1): 13-22.

15. ZuchinaliP, SouzaGC, AlvesFD, et al. Triceps skinfold as a prognostic predictor in outpatient heart failure [J]. Arq Bras Cardiol, 2013, 101 (5): 434-441.

16. ClarkAL, FonarowGC, HorwichTB. Waist circumference, body mass index, and survival in systolic heart failure: the obesity paradox revisited [J]. J Card Fail, 2011, 17 (5): 374-380.

17. TestaG, CacciatoreF, GaliziaG, et al. Waist circumference but not body mass index predicts long-term mortality in elderly subjects with chronic heart failure [J]. J Am Geriatr Soc, 2010, 58 (8): 1433-1440.

18. Colin-RamirezE, Orea-TejedaA, Castillo-MartinezL, etal. Malnutrition syndrome, but not body mass index, is associated to worse prognosis in heart failure patients [J]. Clin Nutr, 2011, 30 (6): 753-758.

19. Bonilla-PalomasJL, Gamez-LopezAL, Moreno-CondeM, et al. Hypoalbuminemia in acute heart failure patients: causes and its impact on hospital and long-term mortality [J]. J Card Fail, 2014, 20 (5): 350-358.

20. GreeneSJ, VaduganathanM, LupiL, et al. Prognostic significance of serum total cholesterol and triglyceride levels in patients hospitalized for heart failure with reduced ejection fraction (from the EVEREST Trial) [J]. Am J Cardiol, 2013, 111 (4): 574-581.

21. LourencoPSilvaS, FrioesF, et al. Low prealbumin is strongly associatedwith adverse outcome in heart failure [J]. Heart, 2014, 100 (22): 1780-1785.

22. LourencoP, SilvaS, FrioesF, et al. Does pre-albumin predict in-hospital mortality in heart failure [J]. Int J Cardiol, 2013, 166 (3): 758-760.

23. HughesCM, WoodsideJV, McGartlandC, et al. Nutritional intake and oxidative stress in chronic heart failure [J]. Nutr Metab Cardiovasc Dis, 2012, 22 (4): 376-382.

24. AquilaniR, OpasichC, VerriM, et al. Is nutritional intake adequate in chronic heart failure patients [J]. J Am Coll Cardiol, 2003, 42 (7): 1218-1223.

25. PasiniE, OpasichC, PastorisO, et al. Inadequate nutritional intake for daily life activity of clinically stable patients with chronic heart failure [J]. Am J Cardiol, 2004, 93 (8A): 41A-43A.

26. AggarwalA, KumarA, GregoryMP, et al. Nutrition assessment in advanced heart failure patients evaluated for ventricular assist devices or cardiac trans-

plantation [J]. Nutr Clin Pract, 2013, 28 (1): 112-119.

27. SargentoL, SatendraM, AlmeidaI, et al. Nutritional status of geriatric outpatients with systolic heart failure and its prognostic value regarding death or hospitalization, biomarkers and quality of life [J]. J Nutr Health Aging, 2013, 17 (4): 300-304.

28. 李微, 郭兰, 兰晶. 微型营养评估法在心力衰竭患者中的应用研究 [J]. 护理研究, 2014, 28 (4): 459-460.

29. AzizEF, JavedF, PratapB, et al. Malnutrition as assessed by nutritional risk index is associated with worse outcome in patients admitted with acute decompensated heart failure: an ACAP-HF data analysis [J]. Heart Int, 2011, 6 (1): e2.

30. AlvesFD, SouzaGC, AlitiGB, et al. Dynamic changes in bioelectrical impedance vector analysis and phase angle in acute decompensated heart failure [J]. Nutrition, 2015, 31 (1): 84-89.

31. GastelurrutiaP, NescolardeL, Rosell-FerrerJ, et al. Bioelectrical impedance vector analysis (BIVA) in stable and non-stable heart failure patients: a pilot study [J]. IntJ Cardiol, 2011, 146 (2): 262-264.

32. 林红, 孙国珍, 李新立. 营养评价对于慢性心力衰竭患者的临床意义 [J]. 中华心血管病杂志, 2015, 43 (12): 1100-1102.

33. PaternasS, ParrinelloG, CannizzaroS, et al. Medium term effects of different dosage of diuretic, sodium, and fluid administration onneurohormonaland clinicaloutcome in patients with recently compensated heart failure [J]. Am J Cardiol, 2009, 103: 93-102.

34. 中国医师协会. 临床诊疗指南·临床营养科分册 [M]. 北京: 人民军医出版社, 2011: 113-114.

35. 中国康复医学会心血管病专业委员会, 中国营养学会临床营养分会, 中华预防医学会慢性病预防与控制分会, 中国老年学学会心脑血管病专业委员会. 心血管疾病营养处方的专家共识 [J]. 中华内科杂志, 2014, 53 (2): 151-158.

36. 中华外科学会临床营养支持学组. 临床肠内及肠外营养操作指南 (草案), 2004: 25.

常用临床营养缩略语及中英文全称

缩略语	英文全称	中文名称
AA	amino acid	氨基酸
AI	adequate intakes	适宜摄入量
BEE	basal energy expenditure	基础能量消耗
BF	body fat	体脂
BFM	body fat mass	体脂量
BMI	body mass index	体质指数
BMR	basal metabolic rate	基础代谢率
BSA	body surface area	体表面积
BV	biological value	生物价
BW	body weight	体重
Kcal	kilocalorie	千卡
CHO	carbohydrate	碳水化合物
CM	chronic malnutrition	慢性营养不良
CVN	central vein nutrition	中心静脉营养
DF	dietary fiber	膳食纤维
DRIs	dietary reference intakes	膳食营养素参考摄入量
EAA	essential amino acid	必需氨基酸
E/N	energy/nitrogen ratio	热氮比
EAR	estimated average requirements	平均需要量
ED	elemental diet	要素饮食
EFA	essential fatty acid	必需脂肪酸

缩略语	英文全称	中文名称
EN	enteral nutrition	肠内营养
FA	fatty acid	脂肪酸
FAD	folid acid deficiency	叶酸缺乏症
FCT	food composition table	食物成分表
Fr	ferritin	铁蛋白
Gal	galatose	半乳糖
GH	growth hormone	生长激素
GLU	glucose	葡萄糖
HA	hyperalimentation	营养过度
HL	hyperlipemia	高脂血症
IBW	ideal body weight	理想体重
IC	index of corpulence	肥胖指数
INQ	index of nutrition quality	营养质量指数
IVN	intravenous nutrition	静脉营养
KJ	kilojoule	千焦
LBM	lean body mass	瘦体组织
LCFA	long-chain fatty acid	长链脂肪酸
LCT	long-chain triglyceride	长链甘油三酯
lo. cal.	low-calorie diet	低热量饮食
NAI	nutrition assessment index	营养评定指数
NB	nitrogen balance	氮平衡
NER	nitrogen efficiency ratio	氮功效比值
NPN	nonprotein nitrogen	非蛋白氮
NRI	nutrition risk index	营养风险指数

第七章 心力衰竭康复患者的营养管理

第七章 心力衰竭康复患者的营养管理

缩略语	英文全称	中文名称
NS team	nutrition support team	营养支持小组
PA	prealbumin	前白蛋白
PCM	protein-calorie malnutrition	蛋白质热能营养不良
PER	protein efficiency ratio	蛋白质功效比值
PN	parentaral nutrition	肠外营养
PNI	prognostic nutrition index	预后营养指数
P/S	polyunsaturated/saturated	多不饱和脂肪酸/饱和脂肪酸
PUFA	polyunsaturated fatty acid	多不饱和脂肪酸
RD	registered dietitian	注册营养师
RDA	recommended dietary allowance	推荐膳食供给量
RNI	recommended nutrition intakes	推荐摄入量
REE	resting energy expenditure	静息能量消耗
SFA	saturated fatty acid	饱和脂肪酸
SGA	subjective globe assessment	主观全面评定
TSF	triceps skin-fold（thickness）	三头肌皮褶厚度
TUP	total urinary protein	尿蛋白总量
UCr	urine creatinine	尿肌酐
UL	tolerable upper intake level	可耐受最高摄入量
UN	urea nitrogen	尿素氮
WLI	weight-length index	体重身高指数

资料来源：于康 . 实用临床营养手册 ［M］. 北京：科学出版社，2010.

第八章

心血管疾病可控危险因素的营养干预

第一节　高血压的营养干预

高血压是心血管疾病和死亡的主要危险因素，引起 60% 的卒中和 50% 的冠状动脉粥样硬化性心脏病。在高血压发生、发展、预防和治疗中，肥胖、钠、钾是重要的因素。减少钠摄入和增加钾摄入是高血压非药物治疗的重要措施，是其可控危险因素。

一、减　重

超重使高血压的发生风险性增加 2~6 倍，因此应将体重控制在合理范围。

（一）限制总能量的摄入

对于轻度肥胖每日能量摄入可减少 125~250kcal/d，中重度肥胖每日能量摄入可减少 500~1100kcal/d，进食七分饱。

（二）限制脂肪摄入

脂肪应占总能量的 20%~25%，不宜超过 30%，胆固醇 <300mg/d；以控制肉、蛋、全脂乳等动物性脂肪为主，烹调用油控制在 10~20g/d；烹饪方法选择蒸、煮、炖、拌、卤等为主。

（三）适当减少碳水化合物摄入

碳水化合物占总能量 45%~60% 为宜，过低易产生酮症，过高影响蛋白质摄入；少食或不用富含精制糖的食品，如糕点等；主食控制在 150~250g/d。

（四）蛋白质要满足需要

每日摄入不足会不利健康；摄入过多也会不利减肥。蛋白质占总能量 20%~30%，1g/(kg·d)，其中至少 50% 为优质蛋白质。

（五）充足的维生素、无机盐和膳食纤维

量要充足，比例要均衡；新鲜水果和蔬菜是无机盐和维生素的重要来源，且富含膳食纤维和水分，有充饥作用；应限制食盐的摄入，每人<6g/d。

二、限钠饮食

（一）根据控制钠的控制程度分类

1. 低盐饮食全日供给钠 2000mg，除食物本身所含钠外，允许在烹调或食用时加食盐 2~3g 或酱油 10~15ml。饮食中忌用一切高钠或咸味食品，如咸菜、甜面酱、腐乳、咸蛋、香肠、腊肠、挂面等。

2. 无盐饮食全日供钠 1000mg，上述高钠或咸味食品忌用，同时烹调时不加酱油和食盐。

3. 低钠饮食全日钠供给量控制在 500mg 以内。除按无盐膳食要求外，还要限制一些含钠量高的食物，如松花蛋、海带、海蜇、碱或小苏打所制的食品以及含钠多的蔬菜，如根达菜、蒿子杆、茴香、芹菜等。

（二）钠的摄入量计算方式

食盐计算：部分食物中含有较高含量的钠，因此掌握食盐量计算非常重要。如：1 个咸鸭蛋 = 4g 盐，1 根广味香肠 = 3g 盐

记住以下换算关系：3 克食盐 = 15 毫升酱油 = 10 克黄酱 = 半啤酒瓶盖的盐

（三）掌握控盐技巧

1. 不吃腌制食品。中国传统食物中有很多都含盐较高，如榨菜、咸菜、咸肉、咸蛋等。100 克榨菜里含盐量高达 11 克。

2. 远离加工食品。食品加工过程中往往都加入了盐，部分食品含盐量很高，如方便面、火腿肠等。不但含盐，而且加工食品中所含的盐量不容易控制和计算。

3. 限制使用调味品。部分调味品中含钠量高，如酱油、味精、鸡精、蚝油、鱼露、豆瓣酱等。

4. 恰当使用低钠盐。低钠盐含钠量低，用钾代替了部分钠，但要注意低钠盐并不适合高钾血症的患者。

5. 注意在生活方式上的调整：尽量利用食物的本身味道，适当采用酸味、甜味等调味品替代咸味，适当利用葱姜蒜的特殊味道来减少食盐的使用，逐步改变自己的饮食习惯。做菜时不要放入所有酱油，留一部分蘸着吃，炒菜后在吃之前放盐，减少外出就餐。选择正确的量具。

第二节　血脂异常的营养干预

一、胆固醇

最新版的美国膳食指南取消了对胆固醇摄入量的限制，认为饮食中胆固醇对心血管健康的影响微乎其微。随着血胆固醇水平的升高，人群的冠心病死亡率也随之升高，研究发现，总胆固醇水平增加 1%，冠心病危险性增加 2%~3%。血液中的胆固醇与心血管疾病的关系是确凿的，但饮食中的胆固醇和血液中的胆固醇不同。胆固醇主要靠人体自身合成，约占 80%，食物中的胆固醇是次要补充，占20%左右。食物中胆固醇的吸收率只有30%，随着食物胆固醇含量的增加，吸收率继续下降。研究发现，饮食胆固醇和心脏病之间没有明确相关性。

二、总体脂肪

对于血脂异常的患者，低脂饮食有助于降低总胆固醇和甘油三酯。研究发现，饮食中脂肪的供热比例<20%可有明显的改善血脂作用。

1. 脂肪酸种类　n-3脂肪酸具有减少心律失常发生率、降低甘油三酯、降低血压、减少血栓形成、减少动脉粥样硬化斑块增长、减少炎性反应等作用，对心血管疾病患者有积极的意义。

2. 饱和脂肪酸　食物中过量的饱和脂肪酸会导致血管壁厚度增加，弹性降低引起血压升高，不但损伤器官，也提高心肌梗塞或脑中风发生机率。美国心脏协会曾建议，总热量用不饱和脂肪酸，取代5%饱和脂肪酸热量，可以减少11.5%冠心病死亡机率。饱和脂肪中的肉豆蔻酸、棕榈酸和月桂酸都不利心血管健康，它们在动物脂肪里的比例通常要比在植物油里的高出许多，棕榈油和椰子油是例外。

3. 反式脂肪酸　反式脂肪酸是对植物油进行氢化改性过程中产生的一种不饱和脂肪酸，其对人体的危害主要在两个方面：一是对体重有不利的影响，容易导致肥胖。反式脂肪酸不容易被人体吸收，容易在体内聚积从而导致体重的增加。二是会降低人体内的高密度脂蛋白胆固醇，容易增加血液的黏稠度，导致血栓的形成，促使动脉硬化，进而诱发各种心血管疾病。

三、膳食纤维

膳食纤维中有些成分，如果胶可结合胆固醇，木质素可结合胆酸，使其直接从粪便中排出，从而消耗体内的胆固醇来补充胆汁中被消耗的胆固醇，由此降低了胆固醇，降低血脂，从而有预防冠心病的作用。

第三节 糖尿病的营养干预

糖尿病（diabetes mellitus DM）是一组由于胰岛素分泌相对或绝对不足所导致的碳水化合物、脂肪、蛋白质、水及电解质代谢紊乱、以长期高血糖为主要表现的综合征。成年人群的糖尿病总体发病率估计为 11.6%：男性为 12.1%，女性为11.0%，新检测到的糖尿病发病率估计为 8.1%。据估计成年人的前期转化糖尿病发病率为 50.1%：男性为 52.1%，女性为 48.1%。因此糖尿病前期也是营养干预的重要对象。

糖尿病营养干预的综合治疗原则可称为"五驾马车"，包括健康教育、饮食治疗、运动治疗、药物治疗和自我检测，其中饮食治疗则是"驾辕之马"，意指饮食治疗为糖尿病控制的基础。

糖尿病的营养治疗原则

（一）调控每日摄入的总热量

合理控制总热能摄入量是糖尿病饮食调控的首要原则，以下各项原则都必须以此为前提。根据病情、血糖、尿糖、年龄、性别、身高、体重、活动量大小及有无并发症来调控每日摄入的总热量，以维持成人理想体重，对控制心血管疾病及血糖都有一定的益处。

标准体重可按照下列公式粗略计算：

桂法：［身高（cm）-100］×0.9

Broca 法：身高（cm）-110（身高在 165cm 以上）

身高（cm）-105（身高在 165cm 以下）

其中前者计算的结果比较接近我国成人的标准体重。

（二）保证碳水化合物

控制总摄入量的同时，碳水化合物的摄入时间、每次摄入量以及碳水化合物的种类均要保持稳定性。能量占总热量的55%~60%，多选择米面和一定杂粮。女性以 200~250g/d 大米，男性以 300~350g/d 大米为宜。多选择低升糖指数的食物。

（三）适量的蛋白质

肾功正常时，供给与正常人接近，0.8~1.2g/(kg·d)，占总能量10%~20%；其中动物蛋白占到1/3以上，血脂异常患者可给予饱和脂肪酸含量较低的大豆蛋白或鱼类蛋白；负氮平衡时，增加蛋白质摄入；伴有肾功能不全时，应限制蛋白质，0.6~0.8g/(kg·d)。

（四）限制脂类

适当限制，尤其是饱和脂肪酸；占总能量25%~35%；对超重或肥胖患者，脂肪供能比应控制在30%以内；每日0.6~1.0g/kg 体重；单不饱和脂肪酸占10%~15%，多不饱和脂肪酸10%，避免反式不饱和脂肪酸；若血清 LDL≥100mmol/dl，则饱和脂肪酸<7%。膳食中宜增加富含 ω-3 多不饱和脂肪酸的植物油；推荐每周吃鱼 2~4 次，有研究显示，每天摄入 3.5g 的 ω-3 脂肪酸可显著降低 TG 水平。

（五）维生素、无机盐及微量元素

维生素和矿物质充足，尤其是维生素 B 类和钙。食盐小于 3~6g/d。

（六）丰富的膳食纤维

每日 20~35g/d。膳食纤维有延缓血糖、血脂吸收、保持大便畅通并减少饥饿感等作用。

（七）多饮水、戒烟、限酒

1. 肾功能正常时，不必严格限制饮水，适量饮水利于体

内代谢产物的排出和血糖的稀释

2. 酒中含的酒精热量很高，1g 酒精产热 7kcal，不含其他营养素，并增加肝脏负担；空腹饮酒易出现低血糖，特别是注射胰岛素或口服磺脲类降糖药物时；如果无法避免，也应尽量不饮白酒，而少量饮用酒精浓度低的啤酒、果酒；避免空腹饮酒。红酒每天少于 150ml，白酒每天不超过 30ml。

第四节　肥胖和超重的营养干预

核心原则是使患者处于负平衡状态，即：一方面降低能量摄入量，另一方面增加能量消耗量。在此过程中，应保证蛋白质、必需脂肪酸、矿物质、维生素和膳食纤维等营养素的合理摄入及适宜的分配比例，即保持平衡膳食原则。同时，在制定和实施营养治疗方案的同时，必须遵循个体化原则。

一、决定合适的能量摄入量

对能量的控制要因人而异，科学合理，同时坚持配合一定的运动量，以增加能量的消耗。成年肥胖者，一般每日减少 100~150kcal 来确定总能量；减体重过程中，需不断调整能量摄入。减体重过程是个动态过程，当机体适应目前的低能量摄入后，基础耗能也相应减低，因此如果仍采取同样的能量摄入，往往在治疗开始后 1~2 个月出现体重停滞不前的适应性现象。一般减少能量摄入的程度控制在每日 418kJ（100kcal）以内，每 2 个月调整 1 次，直至体重降至目标体重。而后维持该能量摄入以维持目标体重。

二、适当的营养素分配比例和供给

在膳食减肥过程中，对三大产热营养素的分配比例仍存在争议。正常平衡膳食的三大营养素分配比例是蛋白质占总能量的 10%~15%，脂肪为 25%~30%，碳水化合物为55%~60%。而肥胖营养治疗的三大营养素分配原则一般为：蛋白质占总能量的 25%，脂肪占 15%~20%，碳水化合物占55%。有研究比较了能量相同但三大产热营养素比例不同的几种低热量减肥膳食，结果显示：经过 2 年干预，其减肥结果差异没有统计学意义。但有研究显示，适宜的三大产热素比例对于降低肥胖相关心血管等并发症，改善患者的临床结局可能有一定意义。

三、碳水化合物

肥胖症与长期较大量摄入高碳水化合物密切相关。过多的碳水化合物，除少量以糖原的形式储存外，大多数最终变为脂肪在体内堆积。同时，肥胖症的血浆胰岛素浓度处于较高水平，在摄取过量的碳水化合物后，血浆胰岛素则继续升高，而在血糖恢复正常后，血浆胰岛素水平仍在较高基础水平。长期的高碳水化合物摄入最终导致胰岛功能衰竭，出现糖代谢异常。肥胖症起因于长期的能量入超，故需长期控制能量的摄入和增加能量的消耗，才能予以纠正。碳水化合物是主要能源物质之一，用以维持人体器官的正常能量代谢。膳食碳水化合物供给要合理，如量过多或过少，都将影响机体能量的代谢。

对于肥胖和超重的心血管疾病患者，碳水化合物限制在其所供能量以占膳食总能量的 40%~55%为宜，重度肥胖症患者的碳水化合物供应至少也应占 20%，以维持机体器官的能量代谢，防止酮症的发生。还应坚持多糖膳食，少用果糖、麦芽糖等。应保证膳食中碳水化合物的比值，碳水化合物的量过高或过低，都将影响机体的代谢。要严格控制低分子糖类摄入及晚餐后和睡前的碳水化合物摄入。

四、脂　肪

人体脂肪细胞形成的能量贮存库具有弹性，以适应能量的平衡调节。脂肪细胞通过肥大和增生两种形式进行调节，将过剩的能量以甘油三酯形式贮存于脂肪细胞。脂肪细胞体积增大与数目增多，脂肪组织的脂蛋白脂酶活性升高，使甘油三酯进入细胞的能力提高，从而脂肪的合成也加强。膳食脂肪具有很高的能量密度，易导致人体的能量入超。脂肪又有较强的饱腻作用，会影响食欲。要使膳食含能量较低，耐饥性又较强，脂肪供给要合理。

伴有肥胖或超重的心血管疾病患者，应严格控制脂肪摄入。脂肪供能宜为总能量的 25%～30%，尤其要控制饱和脂肪酸的摄入。应尽量少吃或不吃油炸食品及内脏肺腑类食品。

五、蛋　白　质

由于限制供给膳食能量，往往会促使体脂消耗增加，同时造成人体组织蛋白的丢失。为了维持正常的氮平衡，应该保证膳食中有足量的优质蛋白质。尽管蛋白质不是主要的供能物质，但过多摄入也会导致肥胖。

对于采用低能膳食的中度以上肥胖者，蛋白质供能应控制在总能量的 20%～30%。要保证优质蛋白质的供给，如多选用鱼类、瘦肉类。在严格限制膳食能量供给的情况下，蛋白质过多摄入将会导致肝、肾功能损伤。

六、其　他

在控制饮食的过程中，常伴随维生素和无机盐等摄入不足的问题，特别是维生素 B_1、维生素 B_2，尼克酸，钙，锌，铁等。为防止维生素和无机盐缺乏，需在医生和营养师指导下，适当服用多种维生素和矿物质制剂。同时，须注意合理的食物选择与搭配。新鲜蔬菜、水果、豆类及脱脂牛奶等均为微量营养素的主要来源。

同时注意纠正不良的生活习惯。注意三餐分配，坚持每日体育锻炼，根据自己的运动爱好和体力设计一定的运动量。尽量减少静坐时间，同时避免强度过大的运动。

第五节 限制饮酒

一、概 述

心血管疾病患者应严格戒烟。内皮细胞的改变与动脉粥样硬化的发生和发展关系密切，而香烟中的尼古丁会损伤内皮细胞功能。在血管内皮细胞和平滑肌细胞都存在胆碱能受体，尼古丁可通过其损伤心血管功能。

酒的度数是一种常用的表述酒精含量的单位。通常指的是酒中含乙醇的体积百分比，通常以 20℃ 时的体积比表示的，如 50 度的酒，表示在 100ml 的酒中，含有乙醇 50ml。酒精度单位：（V/V）。一般是以容量来计算，故在酒精浓度后，会加上 "Vol" 以示与重量计算区别。表示酒精含量也可以用重量比，重量比和体积比可以互相换算。一般在标签上酒精含量的表示法有两种：欧式百分比法（酒精度百分比法）：欧洲、日本等国，是以百分比或度来表示，如威士忌一般为 40%Vol 或 43%Vol，白兰地为 40%Vol，葡萄酒为 12%~12.5%Vol。美式 proof 法：美国、加拿大是用 proof 来表示。Proof 值等于百分比的两倍，如 80proof＝40 酒精的度数。

乙醇（酒精）含量（克）＝酒量（毫升）×酒精含量（%）×0.8（酒精比重）

《中国居民膳食指南》建议：成人如饮酒，男性一天饮用酒的酒精量不超过 25g，女性不超过 15g。流行病学研究调查发现，饮酒行为与心血管疾病，如冠心病、心衰风险、中风和周围血管疾病关系密切。

二、饮酒与心血管疾病

1. 饮酒与冠心病　一项研究使用 meta 分析的方法，发现平均饮酒量与冠心病之间的关系曲线为 J 型。每日酒精摄入量 <30g，不伴间断酗酒，冠心病的风险最低。一项前瞻性研究表明，日常酒精摄入量与冠心病死亡率负相关。但是，过量饮酒会增加心肌梗死患者的死亡率。

2. 饮酒与中风　一项回顾性研究发现，酒精摄入量与中风风险关系呈 U 形。与不饮酒者相比，低量酒精摄入（<15g/d）会降低中风风险和中风死亡率。中等量酒精摄入与不饮酒者无差异，而过量饮酒（>30g/d）会增加中风的风险，但是对死亡率没有影响。

除了饮酒量外，其他饮酒行为如饮酒频率、酗酒频率都与中风的发生有关。有研究报道，在中年男性中，每年一次以上的酗酒宿醉，比没有的人高 2.58 倍。

3. 饮酒与房颤　酒精摄入量增加会增加房颤的发生率。

4. 饮酒与高血压　最近有一项 meta 分析观察了酒精摄入和高血压风险的关系，发现随着饮酒量的上升，高血压的风险升高。在男性中，酒精摄入与高血压发生率关系呈 J 型曲线，每天酒精摄入量低于 10g 呈现保护效应，而超过 20g 则增加高血压发生率。同时，饮酒量与高血压所致的死亡率也呈 J 型曲线关系，最低点在 8~10g/d。

5. 饮酒与心力衰竭　一项长期社区研究发现适度饮酒能降低心力衰竭的发生风险。但是对于诊断为慢性心力衰竭的老年人，饮酒与长期死亡率相关。

第六节　特殊营养素在预防
心血管疾病的应用

一、鱼油与心血管疾病

大量研究报道了鱼油对心血管疾病的保护作用。鱼油中富含的 n-3 多不饱和脂肪酸，尤其是作为其特征脂肪酸的二十碳五烯酸（EPA）和二十二碳六烯酸（DHA），具有降低血脂，抗血栓形成，延缓动脉粥样硬化及冠状动脉成形术后再狭窄，抗心律失常及改善血液流变学等多种心血管效应，故在预防心血管疾病方面有相关效应。

鱼油对心血管保护作用的具体作用机制主要有以下方面：①影响花生四烯酸（AA）代谢，AA 属于人体必需脂肪酸，和 EPA、DHA 均可作为生物体细胞膜上磷脂的成分，经不同酶的作用代谢成各种前列腺素和白三烯。而 EFA 和 DHA 能强烈抑制食物中的亚油酸转化为 AA；促进 AA 向胆固醇和甘油三酯分布，使膜磷脂中 AA 含量下降，减少 AA 由于磷脂膜 A2 作用的游离；还可竞争性地与脂氧酶、环氧酶作用抑制 AA 代谢，并生成不同于 AA 代谢产物的低活性脂肪酸衍生物。②对血小板代谢产物及合成，释放生长因子的影响：血小板聚集到受损的血管内壁后会释放各种生长因子，包括 PF4、PDGF 等，鱼油的摄入可很大程度抑制上述因子的合成。③对抗氧自由基的作用：体内中性粒细胞和单核细胞在攻击入侵细胞时释放的氧自由基对正常细胞也造成一定损害，动脉粥样硬化斑块中的碎片与此相关，研究表明，EPA 和 DHA 能调节人体的过氧化能力，清除自由基，减少其对机体的损害。

二、膳食纤维与心血管疾病

膳食纤维与多种心血管疾病相关。摄入全谷类食物能够显著降低冠心病的发病率，每增加 10g 膳食纤维的摄入就会使冠心病的发病率降低 17%。全谷类食物摄入可显著降低局部缺血性脑卒中的发生，可使其发生率降低 26%。

膳食纤维对心血管疾病的保护作用可能与下列作用有关：可溶性膳食纤维或黏性膳食纤维进入机体后，能够吸附肠腔内的胆汁酸，减少机体的重吸收量，阻断胆汁酸的肝肠循环，以此来达到降低胆固醇吸收，改变肝脏脂质代谢以及增加血浆胆固醇清除能力的目的。膳食纤维还可改善体内胰岛素敏感的作用，降低 C 反应蛋白水平。

参考文献

1. Stanley, W. C, F. A. Recchia and G. D. Lopaschuk, Myocardial substrate metabolism in the normal and failing heart [J]. Physiol Rev, 2005. 85 (3): 1093-1129.

2. 黄震华. 心力衰竭的代谢治疗进展 [J]. 中国新药与临床杂志. 2011, 30 (4): 241-243.

3. Yamagishi, K., M. Hori and H. Iso, Fish and omega-3 polyunsaturated fatty acids in relation to risk of cardiovascular disease [J]. Nihon Rinsho, 2013. 71 (9): 1552-1557.

4. 韦亚林与马依彤, 饮食与心力衰竭研究进展 [J]. 中国循证医学杂志, 2011 (01): 106-109.

5. Le T., et al., Effects of Diet Composition and Insulin Resistance Status on Plasma Lipid Levels in a Weight Loss Intervention in Women [J]. Journal of the American Heart Association, 2016. 5 (1): 2771-2780.

6. Berge, R. K., et al. Krill oil reduces plasma triacylglycerol level and improves related lipoprotein particle concentration, fatty acid composition and redox status in healthy young adults-a pilot study [J]. Lipids Health Dis, 2015, 14 (1): 163.

7. 于康, 刘燕萍. 肥胖症的医学营养治疗 [J]. 中国医学科学院学报, 2011, 33 (3): 239-242.

8. Zhou Y, Zheng J, Li S, et al. Alcoholic Beverage Consumption and Chronic

Diseases [J]. Int J Environ Res Public Health. 2016, 13 (6): 522-530.

9. 唐文娟. 鱼油预防心血管疾病的系统评价 [J]. 中国循证医学杂志
2009, 9 (11): 1200-1206.

10. Kim, Y. and Y. Je. Dietary fibre intake and mortality from cardiovascular
disease and all cancers: A meta-analysis of prospective cohort studies
[J]. Arch Cardiovasc Dis, 2016. 109 (1): 39-54.

附

1. 血脂异常的诊断和分类标准 (mmol/L)

高胆固醇血症		高甘油三酯血症	低高密度脂蛋白血症	混合型血脂异常
血清 TC 合适范围: <5.18 边缘升高: 5.18~6.19 高胆固醇血症: ≥6.22	血清 LDL-C 合适范围: <3.37 边缘升高: 3.37~4.12 高胆固醇血症: ≥4.14	血清 TG 合适范围: <1.70 边缘升高: 1.70~2.25 高甘油三酯血症: ≥2.26	血清 HDL-C 合适范围: ≥1.04 升高: ≥1.55 低高密度脂蛋白血症: <1.04	血清 TG 异常并且 至少有一项其他异常

2. 我国成人血脂异常的危险分层方案

	TC: 5.18~6.19mmol/L 或 LDL-C: 3.37~4.12mmol/L (边缘升高)	TC≥6.22mmol/L 或 LDL-C≥4.14mmol/L (升高)
无高血压且其他危险因素数<3	低危	低危
高血压或其他危险因素数≥3	低危	中危
高血压且其他危险因素数≥1	中危	高危

	TC: 5. 18~6. 19mmol/L 或 LDL-C: 3. 37~4. 12mmol/L （边缘升高）	TC≥6. 22mmol/L 或 LDL-C≥4. 14mmol/L （升高）
冠 心 病 及 其 等 危症	高危	高危

> 主要危险因素：

血清胆固醇升高

> 其他危险因素：

(1) 高血压（血压≥140/90mmHg 或接受降压药物治疗）

(2) 年龄（男性≥45 岁，女性≥55 岁）

(3) 吸烟（≥1 支/日）

(4) 低 HDL-C（HDL-C<40（1. 04））

(5) 肥胖（BMI≥28kg/m^2）

(6) 早发缺血性心血管病家族史（一级亲属首次发病时男性<55 岁，女性<65 岁）

3. 血脂异常患者开始调脂治疗的 TC 和 LDL-C 值及其目标值（mmol/L）

危险等级	TLC 开始*	药物治疗开始	治疗目标值
低危	TC≥6. 22 LDL-C≥4. 14	TC≥6. 99 LDL-C≥4. 92	TC<6. 22 LDL-C<4. 14
中危	TC≥5. 18 LDL-C≥3. 37	TC≥6. 22 LDL-C≥4. 14	TC<5. 18 LDL-C<3. 37
高危	TC≥4. 14 LDL-C≥2. 59	TC≥4. 14 LDL-C≥2. 59	TC<4. 14 LDL-C<2. 59

TLC：治疗性生活方式改变

心脏康复与运动

第一节　概　述

　　运动改善身体机能及运动促进健康是多因素综合作用的结果，是运动时身体机能的变化与运动后适应性恢复相统一的变化过程。了解运动过程身体代谢、调节、机能、营养需求的变化规律，将有助于合理运用营养学手段加快运动后身体机能的恢复及适应性变化，达到改善运动能力和身体机能，促进身体健康的目的。

　　心脏康复在中国已开展近 20 年，现今已成为一个非常具体细化的系统科学，发达国家冠状动脉粥样硬化性心脏病（冠心病）病死率的大幅度下降得益于冠心病康复/二级预防。荟萃分析显示，以运动为基础的心脏康复可使冠心病患者全因死亡率下降 15%~28%，心源性病死率下降 26%~31%，猝死降低 37%。同时，还可通过改善生活方式，控制心血管疾病的各种危险因素，延缓动脉粥样硬化进程，降低急性缺血性冠状动脉（冠脉）事件的发生率和住院率。

　　心脏康复是通过多方面、多学科合作，采取综合干预手段，包括药物、运动、营养、心理和社会支持等，改变患者的不良生活方式，帮助患者培养并保持健康的行为，促进健康的生活方式，控制心血管疾病的各种危险因素，使患者生理、心理和社会功能恢复到最佳状态，延缓或逆转动脉粥样硬化进展，减少残疾并促使回归社会的同时，降低心血管疾病发病率和死亡率，延长患者寿命的同时提高患者的生存质量。心脏康复的具体实施与二级预防密切相连，因此，现代心脏康复既包含康复（恢复和提高患者功能能力），也包含预防（预防疾病再发和死亡）的双重含义。

2012 年我国公布了《冠心病心脏康复/二级预防中国专家共识》，较细化的体现了心脏康复的预防理念和人文关怀，具体的内容包括：生活方式改变（戒烟/饮食/运动），双心健康（包括睡眠管理）、循证用药、生活质量评估与改善、职业康复 5 个方面。

冠心病康复包括 I 期康复（院内康复）、II 期康复（院外康复早期）和 III 期康复（家庭康复）。各个康复分期的内容和目标相互交叉，互相融合。I 期康复的主要包括病情评估、患者教育、早期活动和日常生活指导，目标是缩短住院时间，促进日常生活能力及运动能力的恢复，减少心理痛苦，减少再住院风险，避免卧床带来的不利影响，并为 II 期康复做准备。II 期康复一般在出院后 1~6 个月进行，行经皮冠状动脉介入治疗或冠状动脉旁路移植术的患者常规于术后 2~5 周开始康复治疗。对于不稳定性心绞痛、心功能 IV 级、未控制的严重心律失常以及为控制的高血压患者应延缓启动。II 期心脏康复的主要内容包括患者危险评估、常规运动康复流程、纠正不良生活方式以及日常生活指导及工作指导。III 期康复是为发生主要心血管事件 1 年后的院外患者提供预防和康复服务，包括维持已形成的健康生活方式和运动习惯，继续运动康复和纠正危险因素，并协助恢复社会心理状态。

开展心脏康复应具备相应的基本条件，包括配备心脏康复医师和心脏康复治疗师等人员要求，以及配备评估设备、监护设备、运动训练设备和常规急救设备等必备设备。

第二节　心脏康复患者的评估

一、心脏康复患者的病情评估

　　心脏康复患者的早期病情评估包括进一步明确冠心病的诊断，了解患者目前症状及药物治疗的情况（表 9-1），明确患者冠心病的危险因素（表 9-2），制定干预计划。

表 9-1　目前诊断、症状及治疗情况患者调查表

诊断、症状和治疗情况	内容
目前疾病	急性心肌梗死后
	冠状动脉旁路移植术后
	经皮冠状动脉介入治疗后
	心力衰竭急性期
	不稳定性心绞痛
	起搏器或植入型心律转复除颤器术后
	其他
目前症状	典型或不典型心绞痛
	呼吸困难或气短
	眩晕
	血压是否达标
	血糖是否达标
	血脂是否达标
	其他
	无

诊断、症状和治疗情况	内容
既往史	高血压
	糖尿病
	卒中
	慢性阻塞性肺疾病
	其他：如骨关节活动受限
目前用药情况	抗血小板药物
	血管紧张素转换酶抑制剂/血管紧张素受体拮抗剂
	β受体阻滞剂
	他汀类
	硝酸酯类
	其他
治疗效果	有效
	无效

表 9-2　冠心病危险因素患者调查表

危险因素	内容
吸烟	支/天，年
	住院时戒烟
	既往吸烟（戒烟超过 6 个月）
	既往吸烟（戒烟小于 6 个月）
	从不吸烟

危险因素	内容
血脂异常	入院前血脂水平异常
	入院后血脂水平
	总胆固醇低密度脂蛋白胆固醇
	甘油三酯高密度脂蛋白胆固醇
	正常
超重或肥胖	目前身高体质量
	体质指数 = kg/m^2
	正常，18.0~23.9kg/m^2
	超重，24.0~27.9kg/m^2
	肥胖，≥28.0kg/m^2
嗜酒	饮酒年，白酒（度数）/红葡萄酒/啤酒，g/d
	无
压力及心理相关问题	高心理压力水平史
	以前心理或心理治疗史
	表现或行动
	生气抑郁敌意孤独
	无
缺乏体力活动	住院前体力活动：<3 次/周、20 分钟/次、持续时间<3 个月
	规律运动

二、心脏康复患者的运动风险评估

住院患者开始正式的体力活动之前，应由医护人员或心脏康复人员对患者进行基础评估，包括评估和记录生命体征、心音和呼吸音，以及肌肉力量和柔韧性的必要技能和能力。体力活动的开始和实施过程都要依靠最初评估的结果和危险分层的变化来确定，因此，住院患者应在急性心血管事件后尽早进行危险分层。美国运动医学学会（ACSM）已经采用了美国心肺康复协会（AACVPR）为确诊为 CVD 的患者建立的危险分层体系，因为它考虑了患者的全面预后和他们具有的潜在康复能力（表9-3）。

表9-3　美国心血管-肺脏康复协会（AACVPR）的
心脏病患者危险分层标准

低危：运动参与人群最低危险患者的特征（符合下列所有特征）

运动测试和恢复期间没有复杂的室性心律失常

运动测试和恢复期间没有心绞痛或其他主要症状（例如异常的呼吸短促、头晕或头晕眼花）

运动测试和恢复期间有正常的血流动力学反应（即随着工作负荷的增加和降低，心率和收缩压有适度的上升和下降）

功能能力≥7MET

非运动测试结果：休息时射血分数≥50%

非复杂性心肌梗死或血管重建术

休息时没有复杂的室性心律失常

没有充血性心力衰竭

发病后/手术后没有局部缺血的症状或体征

没有抑郁症

中危：运动参与人群中危患者的特征（符合其中一项或多项）

有心绞痛或其他主要症状，例如只在高强度运动时（≥7MET）出现异常的呼吸短促、头晕或头晕眼花

运动测试或恢复期间有轻微到中等水平的局部缺血（ST段比基线压低<2mm）

功能能力≤5MET

非运动测试结果：休息时射血分数为40%~49%

高危：运动参与人群高危患者的特征（符合其中一项或多项）

运动测试或恢复期间有复杂的室性心律失常

有心绞痛或其他主要症状，例如在低强度运动时（<5MET）或恢复期间有异常的呼吸短促、头晕或头晕眼花

运动测试或恢复期间有严重的局部缺血（ST段比基线压低≥2mm）

运动测试时有异常的血流动力学反应（即随着工作负荷增加，有心率变异、心跳无力或收缩压下降）或恢复期间有反常的血流动力学反应（如严重的运动后低血压）

非运动测试结果：休息时射血分数<40%

心脏停搏史或突然死亡

休息时复杂的心律失常

复杂的心肌梗死或血管重建术

有充血性心力衰竭

发病后/手术后有局部缺血的症状或体征
有抑郁症

早期康复阶段的体力活动或计划将根据心肌梗死的面积和是否合并并发症确定，包括自理活动、手臂和腿的全关节范围活动（ROM），以及姿势改变。在住院康复期间歇地坐和站，可在急性心血管事件后减少运动时病情的恶化。住院期间患者可以逐渐从恢复生活自理，增加到每日 3~4 次、短距离的50~500 步（15~152m）最小限度或无协助地慢走，直至可以完成步行活动以外的活动。但并不是所有的患者都适合于进行住院运动锻炼，住院和门诊心脏康复患者的适应症和禁忌症见表9-4。

表9-4　住院和门诊患者心脏康复的适应症与禁忌症

适应症

● 心肌梗死后临床状况稳定
● 稳定型心绞痛
● 冠状动脉旁路移植术后
● 经皮穿刺冠状动脉腔内成形术
● 由收缩或舒张功能障碍引起的稳定型心力衰竭（心肌病）
● 心脏移植
● 心瓣膜手术
● 外周动脉疾病
● 高危冠状动脉疾病患者合并确诊的糖尿病、血脂异常、高血压或肥胖
● 基于内科医生的推荐和康复小组的共识，能从有计划的运动安排和/或耐心教导中获益的其他患者

禁忌症

● 不稳定型心绞痛
● 未控制的高血压。即：安静时收缩压＞180mmHg 和/或舒张压＞110mmHg
● 直立后血压下降>20mmHg 并伴有症状者
● 明显的瓣膜狭窄（主动脉瓣区<1.0cm²）

- 未控制的房性或室性心律不齐
- 未控制的窦性心动过速（>120 次/分）
- 未控制的心力衰竭
- Ⅲ度房室传导阻滞且未安置起搏器
- 活动性心包炎或心肌炎
- 新近形成的栓塞
- 急性血栓性静脉炎
- 急性的全身性疾病或发热
- 未控制的糖尿病
- 严重的、限制运动能力的运动系统异常
- 其他代谢异常，如急性甲状腺炎、低血钾、高血钾或血容量不足（未控制）

第三节　运动方案的实施

一、运动方案设计的基本原则

运动方案或运动处方是为了满足个体的健康目标而制定的。因此在制定心脏康复患者运动处方时应兼顾健康相关体适能的各个方面，并保证运动的安全性。还应结合个体的实际情况，提高运动处方的可操作性和依从性。

（一）运动和体力活动的定义

运动是一种有计划、有组织、可重复的，以促进或维持多种体适能的体力活动。体力活动是指由骨骼肌收缩所引起的、在静息能量消耗的基础上进一步导致能量消耗增加的任何身体运动。运动和体力活动有时会交换使用，但它们并不是同义词。

体适能是指个体与完成体力活动相关的能力。包括健康相关体适能和技术相关体适能。健康相关体适能包括心血管耐受性、身体成分、肌肉力量和灵活性。技术相关体适能包括灵活性、协调性、平衡性、力量、反应时间和速度。

（二）体力活动强度的表示方式

为了更详细的表示体力活动、运动和体适能，需要对体力活动的强度进行描述。常用的描述体力活动强度的方式有最大耗氧量百分比、储备摄氧量、储备心率、最大心率或代谢当量。

代谢当量（METs）是一种简单有效的描述多种体力活动强度的方法，容易被医护人员和患者理解和应用。根据代谢当量的不同，可将体力活动强度大致分为三个水平：轻体力活动是指能量需求<3METs，中等强度体力活动是指 3～6METs，重体力活动是指>6METs。下表列举了不同体力活动对应的代谢当量，医生可根据患者的情况，选择不同强度的体力活动。

因为个体的体力活动能力受多种因素影响。如随年龄增长而下降，有运动习惯的个体体力活动能力较强等。因此个体之间的相对运动强度是不同的。例如，老年人和青年人都进行强度为 3METs 的运动时，老年人的相对运动强度更高。相对运动强度一般用占最大摄氧量的百分比表示，即%VO_2max，制定心脏康复患者运动处方时更应考虑相对运动强度。表 9-5 列举了体力活动强度的分级。

表 9-5　体力活动强度分级

强度	相对强度		各种体适能水平的绝对强度范围（METs）			
	VO_2R（%） HRR（%）	Maximal HR（%）	12MET VO_2max	10 METs VO_2max	8 METs VO_2max	6 METs VO_2max
低	<20	<50	<3.2	<2.8	<2.4	<2.0
较低	20-<40	50-<64	3.2<5.4	2.8-<4.6	2.4-<3.8	2.0-<3.1
中等	40-<60	64-<77	5.4-<7.6	4.6-<6.4	3.8-<5.2	3.1-<4.1

	相对强度		各种体适能水平的绝对强度范围（METs）			
强度	VO₂R（%）HRR（%）	Maximal HR（%）	12MET VO₂max	10 METs VO₂max	8 METs VO₂max	6 METs VO₂max
较大	60-<85	77-<94	7.6-<10.3	6.4-<8.7	5.2-<7.0	4.1-<5.3
大	85-<100	94-<100	10.3-<12	8.7-<10	7.0-<8	5.3-<6
最大	100	100	12	10	8	6

HR，心率；HRR，储备心率；METs，代谢当量单位（1 MET=3.5ml·kg-1·min-1）；VO₂max，每分最大摄氧量；VO₂R，储备摄氧量。

（三）运动训练的基本原则

一般运动训练计划遵循4个基本原则（见表9-6），根据这些基本的训练原则，人们可选择同样的运动训练内容，但每个人的反应可能会不同，因此要获得最佳的训练效果，应该实施个体化运动训练方案。

表9-6　基本运动训练原则

原则	表述
特异性	适应具有特异性，取决于训练的运动方式、运动量、强度
渐进性超量负荷	为了产生适应，对特定肌肉的训练负荷需要不断增加。
废用性	适应不是永久性的
个体性	适应的能力在很大程度上与遗传有关。

原则1：训练的特异性

运动训练的特异性原则是指对训练的运动方式以及运动量和强度可产生特异性的生物学适应的原则。其改善情况受到训练对能量代谢系统、肌肉群和其他生物系统刺激程度的限制。例如一个阻力训练方案是低重量、多次数、中等量组数，就可增加肌肉的耐力。但不能增加肌肉的最大力量和增大肌肉。而大重量、中等次数、多组数的训练方案，可增大肌肉，但不能提高肌肉耐力。

完成向心和离心力量训练的速度也会影响肌肉的适应性，大部分运动项目，发展肌肉力量强调的是专项性力量和爆发力。在力量训练方案设计中，强调向心力量的动作速度要尽可能的快，采用慢速的向心力量训练比快速向心力量对发展肌肉力量的效果要差。根据特异性原则，训练安排应采用最佳的运动方式充分刺激生理系统。

原则2：渐进性超量负荷

超量负荷是指生理刺激和训练水平要超出已经习惯的水平。渐进性是指负荷的水平要不断增加。超量负荷原则表明，要达到训练适应，对系统和全身的负荷刺激必须要超过一般典型的负荷强度，一旦系统对所增加的刺激产生适应，这种刺激就不再是典型刺激了。要想获得更好的适应，就必须要提高训练的刺激强度。例如一名锻炼者最初的最大的卧推力量是100公斤，采用70公斤3组，每组10次，每周3次，训练一个月，其最大力量（1RM）提高到105公斤。如果下个月仍然采用同样的训练方案，就无法再看到对最大力量的改善效果。要想看到卧推力量的增加，就需要提高负荷重量，因此，只有随运动训练水平的递增，才能使系统获得不断的改善。

原则3：废用性

废用性原则简单来说就是"用则进，废则退"。训练适应不是永久性的，一旦停止这些训练变化或负荷刺激，系统功能又会回归到日常所需的水平。众所周知，一个举重运动员一旦停止训练，肌肉很快会萎缩，像长跑运动员，一旦停止长跑训练，肌肉的线粒体会明显减少。但如果仅仅是保持一种训练适应状态，并不需要额外增加训练负荷刺激，在这段时间，训练负荷可以下降，但训练适应状态不会明显丢失。

原则 4：个体化

对运动训练的适应能力主要受遗传因素的影响，遗传主要对训练适应的快慢和适应程度有重要的影响作用。例如运动对体重和肌肉的影响可表现出明显的个体差异，有些人很容易长肌肉，而有些人却很难，有的人对力量训练反应很好，但对耐力训练反应不佳，反之亦然。而在训练方案开始的阶段，力量似乎很容易增长，很容易适应，然而在训练几个月后，力量的增长就变得很困难了，适应出现平台现象，想继续获得适应，就必须改变训练方案，此外营养摄入对适应也是非常有益的。

（四）运动处方的基本内容

一次完整的运动应包括热身、拉伸、相关运动和整理活动，这对于心肺功能受损的心脏康复患者和身体机能退化的老年人尤为重要。热身的目的是提高体温和降低运动后肌肉损伤的风险。应包括 5~10 分钟的低至中等强度的有氧运动和肌肉耐力活动。拉伸的目的是放松肌肉、提高韧带的柔韧性，增加骨骼肌肉在运动中的适应能力，有助于运动后骨骼肌肉的放松。相关运动是运动处方的主要内容，应包括 20~60 分钟有氧、抗阻和神经肌肉运动。整理活动的目的是使机体的心率和血压逐渐恢复至安静水平，同时消除在较剧烈运动中肌肉所产生的代谢产物。

（五）运动处方的制定原则

运动处方是可调整、个体化的运动方案，它包括运动的频率（Frequency）、强度（Intensity）、时间（Time）、类型（Type）、运动总量（Volume）和运动进度（Progress），即 FITT-VP 原则。FITT-VP 的多种组合取决于个体的特点和运动目标，应根据个体的年龄、健康状况、基础运动能力、运动的目标和目的以及工作生活环境等进行调整。

（六）有氧运动处方

1. 运动频率　建议多数人的运动频率是每周进行 3~5 天的有氧运动，运动频率随运动强度而变。每周运动时间累积至少 150 分钟，不建议心脏康复患者尤其是老年患者每周仅 1~2 天进行运动量较大的运动，尽管这样的方案也有健康获益，但会增加肌肉骨骼损伤和心血管以外的风险。

2. 运动强度　运动强度与健康获益存在明确的量效反应，即运动强度越大对健康的益处越大，但相应的损伤风险也会增加。因此，建议采用中等强度的运动。可以通过监测心率来判断运动强度。目标心率 = 最大心率 × 强度%。最大心率 = 220 - 年龄。例如，65 岁的个体希望进行 50% 强度的运动，则他的最大心率为 155 次/分，运动中的目标心率为 77 次/分。心脏康复患者还要考虑某些药物对心率的影响，如 β 受体阻滞剂。此外，也可以通过主观疲劳感觉来判断运动强度。

3. 运动量和运动持续时间　运动持续时间用一段时间内进行的体力活动总时间（如每天、每周等）来表示，或者用总的能量消耗表示。可以是连续的也可以是一次 10 分钟，一天多次，间隔进行。研究证明，每周通过体力活动累计消耗 1000 千卡能量可以获得明确的健康收益。这一体力活动量大约相当于每周运动 150 分钟或每天运动 30 分钟，或每天额外步行 3000~4000 步。对于以降低体重为目标的个体来说，每天应进行 50~60 分钟，每周总计 300 分钟的中等强度运动。

4. 运动方式　建议进行大肌肉群、规律的有氧运动，如健步走、游泳、有氧健身操、动感单车等。根据年龄、运动技能、体力活动水平以及健康状况选择不同的运动方式。如推荐 III 期心脏康复患者进行健步走。

5. 运动进展　速度取决于个体的健康状况、运动能力和运动目标。在不断提高运动强度和时间的过程中逐渐达到运动目标。建议在最初的 4~6 周内，每 1~2 周将每次运动时间延长 5 ~ 10 分钟。开始规律的运动 1 个月后，再根据个体的情况，在以后的 4 ~ 8 个月逐渐增加运动的频率、强度和时间。

（七）抗阻运动处方

1. 运动频率　每周应对每个大肌肉群（如胸部、肩部、上背部、下背部、腹部、臀部和下肢）进行 2 ~ 3 次练习。同一肌肉群练习的时间间隔应至少为 48 小时。例如：周一、周四进行下肢肌肉练习，周二、周五进行上肢肌肉练习。

2. 运动强度　用阻力负荷表示。通常选择 60% ~ 80% 的最大负重量（1-RM）。例如，某患者用尽全力一次最多可以用手臂提起 20kg 的重物，那么该患者手臂的最大负重量为 20kg。该患者在进行手臂力量练习时选择的负重量应为 12 ~ 16kg。患者也可以根据运动中疲劳感觉来判断负重量，选择的重量应满足每组练习进行 8 ~ 12 次后感觉到疲劳。如果可以进行 12 次以上，说明负荷量偏低，如果达不到 8 次，说明负荷量偏大。对于没有规律进行抗阻运动或年老、体弱的个体来说，也可以利用自身肢体的重量进行自重练习。

3. 运动量和运动持续时间　进行抗阻训练时，对每一肌群应运动 2 ~ 4 组。每组重复 8 ~ 12 次。目前没有明确抗阻运动的具体时间。按照计划完成相应的练习次数即可。

4. 运动方式　应选择包括多关节的混合运动。如俯卧撑、仰卧起坐、蹬腿等。在锻炼时还应注意练习相对肌群。如进行伸展和屈曲的练习。心脏康复患者在选择运动方式时应尽量避免那些引起心脏负荷增加、血压严重升高的运动。

5. 运动进展速度　开始抗阻训练的初期应采用小负重、多重复、各个肌群交替练习的原则。在肌肉耐力提高的过程中，应以增加重复次数、缩短组间休息时间来增加运动量，而不是增加负重量。这样可以有效降低肌腱损伤的风险，也能够提高个体的依从性。

二、住院患者心脏康复的运动计划

住院患者心脏康复的运动计划包括运动频率、强度、时间和方式或运动处方的 FITT 原则以及进度，在一个完整的计划中还应该建立体力活动的目标。心血管疾病患者运动计划的组成与健康个体或低危个体的计划基本相同。

频率：动员患者开始康复练习：住院前 3 天：2~4 次/天。

强度：测定坐位或站位安静心率（HRrest），心肌梗死患者用 HRrest+20 次/分，心脏手术后患者用 HRrest+30 次/分；最高 HR≤120 次/分，相应的 RPE≤13（6~20 数字范围）。

时间：开始时在能耐受的范围内间断步行，每次持续 3~5分钟，并逐渐增加单次步行的持续时间。休息期间患者根据自己的情况选择休息或慢走，休息时间应短于单次运动的持续时间。可尝试以 2:1 的运动/休息时间比进行。

方式：步行。

进度：运动持续时间达 10~15 分钟时，在推荐的 RPE 和心率限制范围内逐渐增加强度至能够耐受的程度。

出院前应告知患者如何判断不适当的或过量的体力活动。出院前对患者进行一次极量运动测试并制定一个安全、循序渐进的运动计划是必要的。若无法进行运动测试或参加有医务监督的门诊患者心脏康复计划时，运动强度的上限不应超过住院期间监护下可耐受的运动水平。

三、门诊患者心脏康复的运动计划

出院后，患者应尽快开展心脏康复计划。门诊患者心脏康复的目标包括促进并帮助患者执行安全、有效、规律的运动和日常体力活动计划，提供适当的监督和管理以便及时发现病情变化，提供连续的监测数据供医护人员加强医疗管理，使患者重新开始工作或娱乐，为患者及其配偶/朋友/家庭提供教育咨询以便在积极的生活方式管理和药物治疗中优化二级预防。

开始门诊康复运动计划还需进一步完善下列评估：

内科疾病或外科手术史，包括近期发生的心血管事件、并存疾病和其他相关内科疾病史；

体格检查，重点检查心肺和骨骼肌肉系统；

回顾近期心血管相关检查结果，包括 12 导联心电图（ECG）、冠状动脉造影、超声心动图、负荷测试（运动或影像研究）、血管重建和植入起搏器/除颤器；

目前服用的药物，包括剂量、服用方法和频率；

心血管疾病危险因素。

《美国心脏病学会（ACC）/美国心脏协会（AHA）2002年运动测试指南升级版》规定基线运动测试是经过血管重建的心肌梗死患者（I 类推荐）或未经血管重建的心肌梗死患者（IIa 类推荐），及单纯冠状动脉重建的患者（IIa 类推荐）制定运动处方的基础。经规范治疗后病情稳定的患者应完成相应的运动测试。

（一）心脏康复患者的有氧运动方案

考虑到心脏康复患者可能存在不愿意和/或不能按照要求坚持运动的临床情况，再根据患者的危险分层、运动能力、缺血/心绞痛阈值、运动系统限制和认知/心理损害，以及患病前的体力活动水平、职业或非职业要求、个人的健康/体适能目标，心脏康复患者的门诊运动处方应作出相应的调整。

1. 频率　每周至少有 3 天参加运动，在一周的大多数天参加运动更好。由于患者的基线运动耐力、运动强度、体适能和其他健康目标不同，运动能力较差的患者，每日可进行多次短时间（1~10 分钟）锻炼，并尽可能独立完成运动训练。

2. 强度　可参考以下多个方法确定运动强度：

根据基线运动测试的结果，用储备 HR（HRR）、储备摄氧量（O_2R）或峰值摄氧量 O_2peak 法计算 40%~80%运动能力

RPE 在 11~16（6~20 数字范围）

如果已经确定患者的缺血阈，运动强度应低于缺血阈对应心率，如：减少 10 次/分。对于服用 β 受体阻滞剂或利尿剂的患者，在条件允许的情况下可在调整药物计量后再次评估患者运动能力，并注意运动中与药物相关的心率、血压变化。

3. 时间　要求患者每次运动前后进行 5~10 分钟的准备和整理活动，包括静力性拉伸、关节活动度练习和低强度（即：<40%O_2R，<64%HRpeak，或<11RPE）有氧运动。有氧运动的目标时间为 20~60 分钟/次。在心脏相关事件后，患者可从 5~10 分钟/次开始，每次增加 1~5 分钟，或每周在前一周运动时间的基础上增加 10%~20%，最终达到目标。

4. 方式　有氧运动部分应该包括有节奏的大肌肉群运动，并将重点放在增加能量消耗以保持健康体重及其相关的其他健康获益上。为了提高整体体适能状况，包括上下肢训练的有氧运动和运动器械训练，如双下肢联合功率车、划船机、椭圆仪等也应纳入运动计划中。

5. 进度　目前尚无固定的标准规定每次运动时间增加的幅度。应该根据患者的心肺耐力水平对训练进度进行个性化设计。

（二）心脏康复患者的抗阻运动方案

心脏康复患者进行抗阻训练可提高肌肉力量和耐力，降低日常生活中肌肉活动时的心脏负荷，预防并治疗其他伴随疾病，如糖尿病和肥胖，增强生活活动能力，增强自信心，保持独立以及减缓年龄和疾病相关的肌肉重量和肌肉力量下降。

抗阻训练是整个运动训练计划的一个标准部分，大多数参加心脏康复计划的患者都应考虑抗阻运动，尤其是需要增强肌肉力量以完成日常生活活动、工作或娱乐活动，以及心力衰竭已得到控制、合并糖尿病或肥胖的患者。当不存在心力衰竭、未控制的心律失常、严重的瓣膜疾病、未控制的高血压和不稳定临床表现时都可以开始抗阻训练。

心脏康复患者可选用弹力带、腕部负重或手持重物以及自由负重等练习方式。训练时动作应缓慢，保持规律的呼吸，避免憋气、紧张，避免支撑、用力抓紧等动作引起血压过度升高。主观疲劳感觉（6~20分）控制在11~14（"轻松"至"有点累"）之间较为适宜。若出现眩晕、心律失常、呼吸困难或心绞痛等警示症状或体征时应终止练习。刚开始练习时，应能够轻松完成10~15次重复。处于安全考虑，当患者无法确定单次最大负荷时，可采用逐渐增加负荷使患者可轻松完成10次以下的负荷，并采用这一负荷进行训练。当患者可以轻松地达到给定的重复次数范围上限（如：12~15次）时可增加5%的负荷。低危患者训练时可逐渐增大负荷以达到60%~80%单次最大负荷，并可完成8~12次重复。开始时应该对每个大肌肉群（即：胸部、肩部、手臂、腹部、背部、臀部和四肢）进行1组训练，耐受后可增加到多组训练。抗阻训练的频率为2~3天/周，同一组肌群训练间歇时间至少为48小时。所有要训练的肌群都可以在一次训练中完成，即全身训练；也可以每次训练时分别训练特定的肌肉群，则每次训练只能练到其中一部分肌群。每次抗阻训练前应该用有氧运动进行热身。患者适应初始计划后可根据情况逐步增加，如上肢每周增加1~2kg，下肢每周增加2~4kg。

运动康复是心脏康复中的重要组成部分，有效、安全的运动康复可以显著改善患者的生活质量，延长患者寿命。对于罹患心脏疾病的患者，在充分评估病情和运动风险的前提下，根据危险分层由医生与运动康复师共同制定适宜的运动康复计划，使患者在专业技术人员的监护下，循序渐进地实施运动康复，以达到疾病预防，以及病后改善心肺功能的目的。运动康复应该与其他各种康复治疗一样，成为心脏病患者康复治疗中的重要手段。

参考文献

1. 丁荣晶，《冠心病心脏康复/二级预防中国专家共识》解读. 岭南心血管病杂志，2013. 19（2）：123-126.

2. 中华医学会心血管病学分会，冠心病康复与二级预防中国专家共识. 中华心血管病杂志，2013. 41（4）：267-275.

3. Cardiac rehabilitation in the inpatient and transitional setting., in American Association of Cardiovascular and Pulmonary Rehabilitation, editor. Guidelines for Cardiac Rehabilitation and Secondary Prevention Programs. 4th ed.. 2004, Human Kinetics：Champaign. 31-52.

4. RISK STRATIFICATION FOR PATIENTS WITH CARDIOVASCULAR DISEASE, in ACSM′S Guidelines for Exercise Testing and Prescription NINTH EDITION. 2014, Wolters Kluwer Lippinccott Williams & Wilkins. 34-36.

5. Convertino, V. A., Blood volume response to physical activity and inactivity. Am J Med Sci, 2007. 334（1）：72-79.

6. Gibbons, R. J., et al., ACC/AHA 2002 guideline update for exercise testing：summary article. A report of the American College of Cardiology/American Heart Association Task Force on Practice Guidelines（Committee to Update the 1997 Exercise Testing Guidelines）. J Am Coll Cardiol, 2002. 40（8）：1531-1540.

7. Parker, K., et al., An early cardiac access clinic significantly improves cardiac rehabilitation participation and completion rates in low-risk ST-elevation myocardial infarction patients. Can J Cardiol, 2011. 27（5）：619-627.

8. OUTPATIENT EXERCISE PROGRAMS, in ACSM′S Guidelines for Exercise Testing and Prescription NINTH EDITION. Wolters Kluwer Lippinccott Williams & Wilkins. 2014, 240-247.

9. Pollock, M. L., et al., Resistance Exercise in Individuals With and Without Cardiovascular Disease. Circulation, 2000. 101（7）：828-833.

附

1. 国际体力活动问卷（短卷）

提示：我将对您最近7天所花费在体力活动上的时间进行提问。即使您不认为自己是一个爱活动的人也请您回答下列问题。请思考一下您在工作中的活动，比如家务或园艺（农活），从一个地方去另一个地方，或在业余时间进行的娱乐、活动或运动。

提示：现在，请思考一下最近7天来您进行过的需要较费体力的较大强度活动。较大强度活动使您的呼吸比正常情况下明显加快，包括重物、重体力劳动、有氧运动或快速骑车等情况。思考那些一次至少进行了10分钟以上的这些体力活动。

（1）过去7天中，有几天您进行过较大强度的体力活动？

天/周【0-7，8，9】

　8. 不知道/不确定

　9. 拒绝回答

【调查人声明：思考那些一次至少进行了10分钟以上的活动】

【调查人记录：如果是0天，拒绝回答或不知道，跳至问题3】

（2）您一天内进行较大强度的体力活动时通常花费多长时间？

小时/天【0-16】

分钟/天【0-960，998，999】

　998. 不知道/不确定

　999. 拒绝回答

【调查人声明：思考那些一次至少进行了10分钟以上的活动】

【调查人探查：需要调查每天平均较大强度运动的时间。如果被调查者因为每天活动的时间不同而无法回答此问题，请提问："过去7天内您一共花费多少时间进行较大强度运动？"

小时/天【0-112】

分钟/天【0-6720，9998，9999】

9998. 不知道/不确定

9999. 拒绝回答】

提示：现在请您思考一下过去 7 天内进行的中等强度体力活动。中等强度体力活动使您的呼吸较正常情况下略快一些，包括提轻物、正常速度骑车或网球双打等情况。不包括步行。此外，思考那些一次至少进行了 10 分钟以上的活动。

（3）过去 7 天中，有几天您进行过中等强度的体力活动？

天/周【0-7，8，9】

8. 不知道/不确定

9. 拒绝回答

【调查人声明：思考那些一次至少进行了 10 分钟以上的活动】

【调查人记录：如果是 0 天，拒绝回答或不知道，跳至问题 5】

（4）您一天内进行中等的体力活动时通常花费多长时间？

小时/天【0-16】

分钟/天【0-960，998，999】

998. 不知道/不确定

999. 拒绝回答

【调查人声明：思考那些一次至少进行了 10 分钟以上的活动】

【调查人探查：需要调查每天平均中等强度运动的时间。如果被调查者因为每天活动的时间不同而无法回答此问题，请提问："过去 7 天内您一共花费多少时间进行中等强度的运动？"

小时/天【0-112】

分钟/天【0-6720，9998，9999】

9998. 不知道/不确定

9999. 拒绝回答

提示：现在请您思考一下过去 7 天步行所花费的时间。包括工作中或在家，步行从一个地方去另一个地方，以及其他任何形式的步行您独自进行的用于娱乐、运动、活动或放松。

（5）过去 7 天中，有几天您步行一次超过 10 分钟？

天/周【0-7，8，9】

　　8. 不知道/不确定

　　9. 拒绝回答

【调查人声明：思考那些一次至少进行了 10 分钟以上的步行】

【调查人记录：如果是 0 天，拒绝回答或不知道，跳至问题 7】

（6）您一天内步行通常花费多长时间？

小时/天【0-16】

分钟/天【0-960，998，999】

　　998. 不知道/不确定

　　999. 拒绝回答

【调查人声明：思考那些一次至少进行了 10 分钟以上的活动】

【调查人探查：需要调查每天平均步行的时间。如果被调查者因为每天活动的时间不同而无法回答此问题，请提问："过去 7 天内您一共花费多少时间进行步行？"】

小时/天【0-112】

分钟/天【0-6720，9998，9999】

　　9998. 不知道/不确定

　　9999. 拒绝回答

提示：现在请您思考一下过去 7 天内工作日有多少时间处于静坐状态。包括工作中、在家、做作业或休闲时间。包括坐在桌旁、拜访朋友、读书以及坐着或躺着看电视。

（7）过去 7 天中，您在工作日中有多长时间处于静坐状态？

小时/天【0-16】

分钟/天【0-960，998，999】

998. 不知道/不确定

999. 拒绝回答

【调查人声明：包括清醒状态下坐着或躺着的时间】

【调查人探查：需要调查每天平均静坐的时间。如果被调查者因为每天活动的时间不同而无法回答此问题，请提问："上周三您一共有多长时间处于静坐状态?"】

小时/周三【0-16】

分钟/周三【0-960，998999】

998. 不知道/不确定

999. 拒绝回答

2. 运动前风险筛查问卷

2014 PAR-Q+

适用于每个人的体力活动准备问卷

规律体力活动的获益十分明确，更多的人应该参与到每日的体力活动中去。多数人参加体力活动是十分安全的。这个问卷将提示你在参加更多的体力活动前是否需要进一步咨询医生或有资质的运动专家。

整体健康问题

请认真阅读下列 7 个问题并如实回答：选择"是"或"否"	是	否
1）医生是否曾经说过你患有心脏病？或高血压？	☐	☐
2）你休息时、日常活动时或运动时是否感觉到胸痛？	☐	☐
3）你是否因头晕失去平衡而跌倒或近 12 月内出现过意识障碍？ 如果是因为过度通气导致的头晕请选择"否"（包括剧烈运动时过度通气）	☐	☐
4）你是否诊断过其他需要药物治疗的慢性疾病（除心脏病和高血压外）？ 请列出	☐	☐

5）你是否规律服用慢性病的药物？ 请列出疾病和药物	☐	☐
6）你最近（或近 12 个月内曾有）是否存在骨、关节或软组织（肌肉、韧带或肌腱）的问题，活动多了会加重？如果曾经有过但不影响现在的体力活动，请回答"否"。请列出相关问题	☐	☐
7）医生是否说过你应该在医务监督下活动？	☐	☐

如果以上问题你的答案均为"否"，你可以安全地参加体力活动。

请至第 4 页签署参与声明。你不需要完成第 2~3 页。

➤ 开始参与更多的体力活动——循序渐进的开始

➤ 请遵循国际体力活动指南中你的年龄对应的推荐意见（www. who. int/dietphysicalactivity/en/）。

➤ 你可以参加健康及体适能评估。

➤ 如果你大于 45 岁且没有进行剧烈运动的习惯，在你想参与剧烈运动时请咨询有资质的运动专家。

● 如果以上问题你有一个或更多问题回答"是"，请完成第 2~3 页。

推迟参与更多的活动，如果出现下列问题：

✓ 你突发某些疾病，如感冒或发烧；请好转后再开始运动。

✓ 如果你怀孕了，在参与更多活动前请与你的医生或有资质的运动专家沟通，或在 www. eparmedx. com 完成 ePARmed-X+问卷。

✓ 如果你的健康状况发生变化请完成本问卷第 2～3 页，或与医生/有资质的运动专家沟通。

2014 PAR-Q+
健康问题的细节

1. 你是否患有关节炎、骨质疏松或腰背部疾病？
如果上述问题存在，请回答 1a～1c 如果选择"否"□请跳至问题 2

1a. 你的健康问题通过用药或其他处方的治疗方法很难控制？　　　　　　　　　　　　　　　　　是□ 否□
（如果不是规律服药或其他治疗方法，请回答"否"）

1b. 你是否存在引起疼痛的健康问题，近期骨折或因骨质疏松或癌症导致的骨折，椎体异位（如：腰椎滑脱），和/或峡部裂、部分缺失（脊柱背侧骨性环状结构缺损）？　　是□ 否□

1c. 你是否注射过类固醇或连续服用类固醇药物超过 3 个月？　是□ 否□

2. 你是否患有任何类型的癌症？
如果上述问题存在，请回答 2a～2b 如果选择"否"□请跳至问题 3

2a. 你的肿瘤是否为以下几类：肺/支气管、多发性骨髓瘤（浆细胞肿瘤）、头和颈部肿瘤？　　　　　　　　是□ 否□

2b. 你的肿瘤是否规律治疗（如化疗或放疗）？　　　　　　是□ 否□

3. 你是否患有心脏或心血管疾病？包括冠状动脉疾病、心衰、心律
   失常

   如果上述问题存在，请回答 3a~3d　如果选择"否"□请跳至问题 4

3a. 你的健康问题通过用药或其他处方的治疗方法很难　是□ 否□
    控制？

    （如果不是规律服药或其他治疗方法，请回答"否"）

3b. 你是否存在需要药物治疗心律失常？（如：房颤、室性　是□ 否□
    早搏）

3c. 你是否有慢性心衰？　　　　　　　　　　　　　　　　是□ 否□

3d. 你是否已诊断冠状动脉（心血管）疾病并且近 2 个月没　是□ 否□
    有参加规律的体力活动？

4. 你是否患有高血压？

   如果上述问题存在，请回答 4a~4b　如果选择"否"□请跳至问题 5

4a. 你的健康问题通过用药或其他处方的治疗方法很难　是□ 否□
    控制？

    （如果不是规律服药或其他治疗方法，请回答"否"）

4b. 无论是否服药，你是否出现过安静血压等于或超过　是□ 否□
    160/90mmHg 的情况？

    （如果安静血压不详，请回答"是"）

5. 你是否患有代谢性疾病？包括 1 型糖尿病、2 型糖尿病或糖尿病
   前期

   如果上述问题存在，请回答 5a~5e　如果选择"否"□请跳至问题 6

5a. 你是否很难通过饮食、药物或其他处方的治疗方法控制　是□ 否□
    血糖？

    （如果不是规律服药或其他治疗方法，请回答"否"）

5b. 你是否经常在运动或日常体力活动时出现低血糖症状？　是□ 否□
    低血糖症状包括：发抖、紧张、易怒、多汗、头晕或头
    重脚轻、神志不清、难以说话、乏力或嗜睡。

5c. 你是否出现一些糖尿病并发症的症状或体征，如心脏或 是□ 否□
血管疾病、影响眼、肾或足部和脚趾感觉的并发症？

5d. 你是否存在其他代谢疾病（如：妊娠相关糖尿病、慢性 是□ 否□
肾脏病或肝病）？

5e. 你近期是否计划参与较高（剧烈）强度的运动？ 是□ 否□

6. 你是否患有精神问题或学习障碍？包括阿尔兹海默病、痴呆、抑
郁、焦虑症、进食困难、精神障碍、智力残疾或唐氏综合征
如果上述问题存在，请回答 6a~6b　如果选择"否"□请跳至问题 7

6a. 你的健康问题通过用药或其他处方的治疗方法很难 是□ 否□
控制？
（如果不是规律服药或其他治疗方法，请回答"否"）

6b. 你是否同时患有腰背部问题影响神经或肌肉？ 是□ 否□

7. 你是否患有呼吸系统疾病？包括慢性阻塞性肺疾病、哮喘、肺动脉
高压
如果上述问题存在，请回答 7a~7d　如果选择"否"□请跳至问题 8

7a. 你的健康问题通过用药或其他处方的治疗方法很难 是□ 否□
控制？
（如果不是规律服药或其他治疗方法，请回答"否"）

7b. 医生是否说过你安静或运动时的血氧水平下降，或指出 是□ 否□
你需要吸氧？

7c. 如果患有哮喘，你是否经常出现胸闷、哮鸣音、呼吸困
难、持续咳嗽（大于 2 天/周），或在过去的 1 周内使用
急救药物超过 2 次？

7d. 医生是否说过你有肺动脉高压？ 是□ 否□

8. 你是否患脊髓损伤疾病？包括四肢瘫痪和截瘫
如果上述问题存在，请回答 8a~8c　如果选择"否"□请跳至问题 9

第九章　心脏康复与运动

8a. 你的健康问题通过用药或其他处方的治疗方法很难控制？　是□ 否□
（如果不是规律服药或其他治疗方法，请回答"否"）

8b. 你是否经常出现低血压而引起明显的头晕、头重脚轻或晕倒？　是□ 否□

8c. 医生是否指出你存在一过性血压升高（被称作自主神经功能异常）？　是□ 否□

9. 你是否患过中风？包括一过性脑缺血发作或脑血管事件
如果上述问题存在，请回答9a~9c　如果选择"否"□请跳至问题10

9a. 你的健康问题通过用药或其他处方的治疗方法很难控制？　是□ 否□
（如果不是规律服药或其他治疗方法，请回答"否"）

9b. 你是否存在行走或活动障碍？　是□ 否□

9c. 最近6个月你是否罹患过中风或神经肌肉损伤？　是□ 否□

10. 你是否患有以上没有列出的疾病或患有两个及以上疾病？
如果上述问题存在，请回答10a~10c　如果选择"否"□请阅读第4页的建议

10a. 近12个月你是否因头部外伤而出现头晕、晕倒或意识丧失或近12个月内诊断过脑震荡？　是□ 否□

10b. 你是否患有上述未列出的疾病（如癫痫、神经系统疾病或肾脏疾病）？　是□ 否□

10c. 你是否持续存在两种或更多健康问题？　是□ 否□
请列出健康问题及任何相关用药

请翻阅第 4 页有关你的健康问题的相关建议并签署参与声明

　　如果以上问题你的答案均为"否"，你可以开始参与更活跃的体力活动——请签署参与声明：

➤ 你是否被建议应咨询运动专家来协助你制定一份安全有效的体力活动计划来满足你健康需求？

➤ 你是否被建议从较缓慢的运动开始，逐渐从 20 分钟达到 60 分钟低至中等强度的运动，每周 3~5 天，其中包括有氧运动和肌肉力量运动？

➤ 随着运动计划的推进，你的目标是累计达到每周 150 分钟或更长时间的中等强度体力活动。

➤ 如果你大于 45 岁且没有进行剧烈运动的习惯，在你想参与剧烈运动时请咨询有资质的运动专家。

　　■ 如果以上问题你有一个或更多问题回答"是"：
你应在参与更多体力活动或开始健身计划前进一步咨询。你应在 www. eparmedx. com 完成特制的在线运动建议调查问卷——ePARmed-X+和/或咨询有资质的运动专家帮你解读 ePARmed-X+问卷并提供更多信息。

推迟参与更多的活动，如果出现下列问题：

✓ 你突发某些疾病，如感冒或发烧；请好转后再开始运动。

✓ 如果你怀孕了，在参与更多活动前请与你的医生或有资质的运动专家沟通，或在 www. eparmedx. com 完成 ePARmed-X+问卷。

✓ 如果你的健康状况发生变化，请在继续运动前与医生或有资质的运动专家沟通。

2014 PAR-Q+

● PAR-Q 问卷可以复印使用。请使用问卷的全部内容并且不允许更改。

● 作者、PAR-Q 团队、组织参与者及代理人对使用 PAR-Q+或 ePARmed-X+评估后参与体力活动的个人不负有相关责任。如果问卷评估后仍有疑问，请咨询医生后在参与体力活动。

参与声明

● 所有完成 PAR-Q 问卷的个人请仔细阅读并签署下列声明。

● 如果你未达到法定年龄或需要他人照顾，监护人或健康照顾人需签署下表。

我，签字人，已经阅读、理解并自愿完成这份问卷。我已知这份体力活动调查的最大有效期为自完成之日起 12 个月，如果我的健康状况发生变化则失效。我亦知晓受托人（如雇主、社区健康中心、健康照顾人或其他制定人员）会收到此份记录的副本。据此，受托人应遵守地区、国家或国际个人健康信息储存的相关指南以保证信息的私密性且不会滥用或错误纰漏本信息。

姓名日期

签名见证人

父母/监护人/健康看护人签名

3. 运动处方举例

姓名：冯某

性别：男

年龄：61 岁

第 1 次运动处方

运动目的	增加肌肉，提高基础代谢率，改善血糖、血脂，提高心肺耐力			
处方有效期	4 周			
类型	有氧运动	抗阻运动	柔韧性练习	平衡性练习
运动方式	执杖健步走	站立推墙撑仰卧举腿	四肢、腹部及背部拉伸	交替单足站立
运动时间	30~45 分钟/次	每个动作 1 组-2 组每组 12~15 次组间休息 2~3 分	每个部位拉伸 30 秒	重复 20 次
运动频率	5~7 天/周	2~3 天/周隔天进行	每次运动前后	5~7 天/周
运动强度	心率：100~110bpm主观感觉：有些吃力	自重练习主观感觉：有些吃力	主观感觉：拉紧或轻微不适状态	尚可维持平衡，不跌倒

注意事项：

1. 患者多次于运动后出现低血糖，建议运动前监测血糖，血糖小于 5.0mmol/L 需补充碳水化合物 50~75g，血糖小于 8.3mmol/L 可根据运动情况适当补充碳水化合物，避免在运动部位注射胰岛素，运动时应随身携带小零食及个人急救卡；

2. 患者有慢性肾功能不全，不建议进行长时间剧烈运动；

3. 戒烟，避免在运动前后吸烟；

4. 热身及整理活动运动开始前后分别进行 5~10 分钟拉伸及关节活动度练习；

5. 急性疾病期（如严重感冒、发烧、腹泻等情况）请您暂停运动，疾病控制后再继续；

6. 请您在运动前后检查足部，穿舒适的鞋袜运动；

7. 运动锻炼要循序渐进，避免运动损伤；运动时若出现胸闷、胸痛、腹痛等症状请停止运动并及时就医；

8. 我科随诊，如有不适，请及时就诊。

总　结

心脏康复是一个多层次、全方面、分阶段的综合干预措施，绝不是单一措施能完成的过程。患者需要保持积极健康的心态，接受科学的健康教育，坚持规律服药、科学合理饮食营养和生活习惯、合适的运动训练，定期康复评估、监测各项指标等，才能有效的改善生活质量，回归正常社会生活，并预防心血管事件的发生，达到控制心血管疾病的症状，稳定并逆转疾病的进程，提高患者的生活质量，促使其重返社会，减少猝死及再发急性心血管事件的风险。

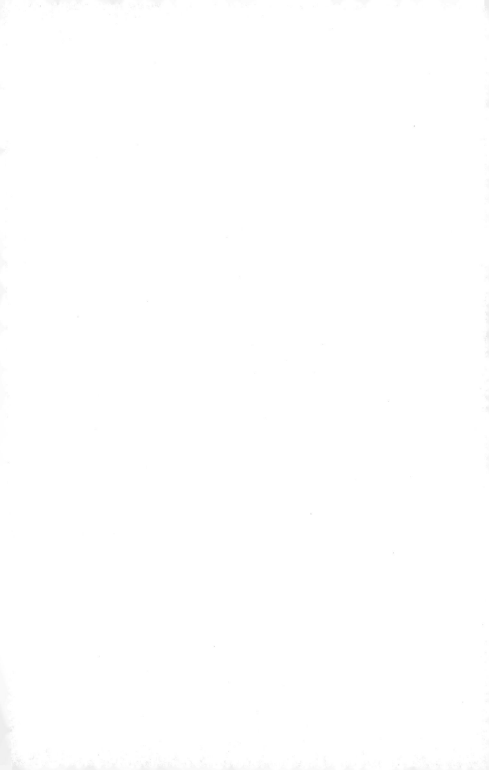